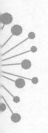

치매 걱정 없는

건강장수를 위한 실천법

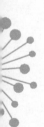

치매 걱정 없는

건강장수를 위한 실천법

황경성 저

학지사

책을 시작하며

———

　현대는 누구나가 100세 시대를 당연시하고 있다. 반세기 전
만 해도 60세를 살면 장수했다고 축하해 주던 시대였다고 설
명하면 요즘 청소년들은 머리를 갸우뚱한다. 그러나 21세기
를 사는 우리는 좋든 싫든 평균 수명의 연장을 자연스러운 것
으로 여기며 살아가고 있다. 즉, 60대 후반 혹은 70대 이후의
짧지 않은 노년기를 살아야 하는 것이다. 이런 노년기에 있어
서 삶의 질 혹은 행복의 요건 가운데 가장 상위에 자리매김되
는 것이 '건강'이라는 것은 각종 조사에서도 명확하게 나타난
다. 이렇듯 중요한 노년기의 건강 가운데서도, 특히 고령자 자
신은 물론 가족 등에게도 가장 두렵고 불안의 요소가 되는 것
이 치매이다.

과거에는 치료가 불가능하다 여겼던 질병 때문에 죽음에 직면한 환자가 몇 알의 약이나 간단한 수술로 완치되기도 하는, 의학의 발전에도 불구하고 치매는 아직 완치가 거의 힘든 것으로 여기는 것이 현실이다. 즉, 치료 가능한 질병에 비해 완치가 거의 불가능한 치매에 대한 접근 방식은 근본적으로 달라져야 한다. 치매의 경우는 걸리지 않도록 사전에 주의를 기울이고 노력하면서 예방에 힘써야 한다는 것을 강조하는 이유가 여기에 있다.

임상전문가도 아닌 내가 이 책을 집필하겠다고 생각한 것은, 장래 고령자 복지에 종사할 학생들을 교육하면서, 또한 지역에서 많은 고령자 및 그 가족을 접하면서 치매에 대한 두려움이나 관심에 비해서 관련 지식은 그다지 알려져 있지 못한 현실을 접하면서이다. 나아가서 나 자신부터가 현저한 기억력 및 학습능력의 저하가 두뇌의 인지기능과 관련되어 있을 것이라는 현실적 인식과 필요성도 하나의 요인이 되었다.

이 책은 두 가지를 목표로 의식하고 기획하였다.

첫째, 이 책을 활용할 독자로서 고령자 관련 시설 종사자 및 일반인과 같은 비전문가가 어려워하지 않고 가볍게 읽어 내려감으로써 치매에 관한 일반상식 수준의 기초지식을 습득할 수 있는 핸드북(handbook)으로서의 기능을 제공하자는 것이다.

둘째, 자신의 치매예방은 물론 가족 가운데 치매증상이 있는 분들이 이 책을 통해 얻은 지식을 일상생활에서 실천적으로 활용하거나 주의를 기울임으로써 자연스럽게 치매예방이나 악화를 지연시키는 데 유익한 지식을 제공하자는 것이다.

끝으로 이 책의 출판에 있어서 아낌없는 격려와 실질적인 도움의 제공에 그치지 않고 필자의 가족에게까지 인간적으로 끈끈한 사랑을 베풀어 주시는 학지사 김진환 사장님과 좋은 책을 만들기 위해서 열심히 노력해 주신 김영진 님을 비롯한 편집 담당자에게 감사를 전한다. 그리고 부족한 아들을 흔들림 없는 사랑으로 키워 주신 부모님과 가족, 늘 내 인생의 이정표가 되어 이끌어 주셨던, 하늘의 부르심을 받으신 큰형님께 큰 감사와 사랑을 전하는 마음으로 특별히 이 책을 바친다.

2020년 북해도의 자작나무를 바라보며
황경성

차례

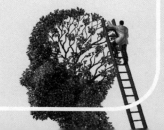

04 치매 고령자에 대한 대응 _ 125

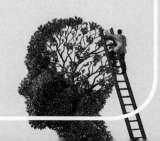

치매 걱정 없는 건강장수를 위한 실천법
-치매예방을 위한 실천적 기초지식-

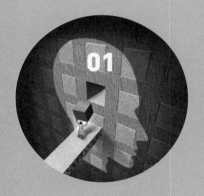

현대사회와 치매

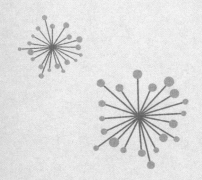

우리나라도 10년 후에는 치매환자가 100만 명을 훨씬 넘어설 것으로 예상되며, 이에 대비하는 차원에서 치매국가책임제가 도입되어 어느 때보다 치매에 대한 국가적인 관심이 높아지고 있다.

치매는 당사자뿐만 아니라 가족 및 사회에 적지 않은 영향을 미친다. 치매에 걸린 사람이 사건과 사고에 휘말리는 것뿐만 아니라 그 환자를 돌보기 위해서 가족은 직장을 그만두거나 평범한 일상생활을 영위하지 못하게 되는 등 여러 가지 면에서 구속되는 경우가 많다. 더 나아가서는 치매환자를 돌보다 지쳐 살인을 저지르는 등 비극에 이르기도 한다. 이렇듯 치매는 인간에게 있어서는 암보다도 무서운 병 혹은 장애로 이해되기도 한다.

치매는 뇌의 기능 가운데 특히 인지기능에 관련되므로 젊어서부터 뇌 활동에 관한 정확한 지식과 예방적 활동이 중요하다.

최근에는 치매가 많이 화제가 되고 관심도 높아지고 있어 다행스러운 면도 있지만 건강한 100세 시대를 맞이하기 위해서는 관심을 넘어 지식과 정보의 습득 및 활용이 치매예방의 지름길이 될 것이다.

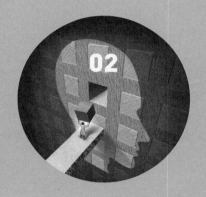

치매에 관한 일반상식

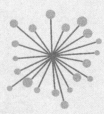

1. 치매의 정의

인간의 뇌는 거의 모든 활동을 통제하는 사령탑과 같다. 이런 뇌가 정상적으로 활동하지 못한다면 정신적 활동도, 신체적 활동도 원활하게 이루어지지 않는다. 이렇듯 치매란, 다양한 원인으로 뇌의 세포가 죽거나 작용이 나빠짐으로써 여러 가지 장애를 일으켜서 일상생활 등에 지장을 겪는 상태가 대략 6개월 이상 계속되는 것을 말한다. 즉, 정상이었던 뇌의 지적 기능이 선천적·기질적인 장애로 인하여 만성적으로 저하되어 일상생활에 지장을 초래한 상태를 말한다. 선천성 혹은 발육기에 지적장애가 발생한 경우는 정신지체발달로 치매와는 구별된다.

세계보건기구(WHO)의 『국제질병분류(제10판)』에서는 치매를 뇌질환에 의한 증후군으로 의식은 명확하고 기억, 사고, 지남력(指南力), 이해, 계산, 학습능력, 언어, 판단 등의 장애를 보이며, 일상생활에 있어서 개인적 활동에 지장을 받는 상태가 적어도 6개월간은 인정되는 것으로 규정하고 있다.

또한 미국정신의학회의 『정신질환의 진단 및 통계편람 제5판(Diagnostic and Statistical Manual of Mental Disorder: DSM-5)』

에서는 기억장애가 있음을 조건으로 실어, 실인, 실행 기능 장애의 어느 것에 속하면서 사회적 혹은 직업적 기능의 현저한 저하를 보이면서 완만하게 증세가 나타나고 지속적으로 인지 능력이 저하되어 가는 것, 다른 전신질환, 정신질환, 약물중독 등이 아닌 것을 확인한 경우를 치매로 규정하고 있다.

2. 인지기능과 뇌

크게 대뇌, 소뇌, 중뇌, 간뇌, 숨뇌로 구분하는(중뇌, 간뇌, 숨뇌를 뇌줄기 혹은 뇌간이라고 함) 인간의 뇌는 성인 남성의 경우 그 무게가 1,350~1,400g이고, 성인 여성의 경우 1,200~1,250g이다. 뇌는 7~ 8세에 성인의 90%에 도달하며, 20세를 전후해서 완전히 성장한다. 50세 이후부터는 서서히 감소하여 90세에 이르면 최고 성장 시보다 10% 정도가 위축된다. 사람 체중의 2% 정도를 차지하며, 1천억 개의 신경세포가 회로처럼 복잡하게 얽혀 있다.

또한 뇌는 우리 몸 전체 에너지 소비의 20%를 사용할 정도로 다른 조직에 비해서 활발한 활동을 하고 있으며, 딱딱한 두개골 속에 안전하게 자리 잡고 있는데, 이러한 뇌의 8분의 7을

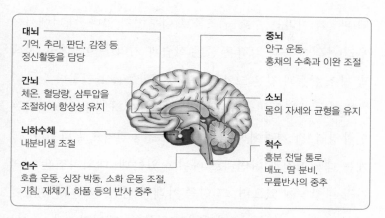

대뇌
기억, 추리, 판단, 감정 등
정신활동을 담당

간뇌
체온, 혈당량, 삼투압을
조절하여 항상성 유지

뇌하수체
내분비샘 조절

연수
호흡 운동, 심장 박동, 소화 운동 조절,
기침, 재채기, 하품 등의 반사 중추

중뇌
안구 운동,
홍채의 수축과 이완 조절

소뇌
몸의 자세와 균형을 유지

척수
흥분 전달 통로,
배뇨, 땀 분비,
무릎반사의 중추

[그림 2-1] 뇌의 구조

차지하는 것이 대뇌이다.

1) 대뇌

대뇌는 전체 뇌 무게의 약 80%를 차지하며, 무려 1천억 개혹은 정확히 그 수를 알 수 없다고 할 만큼 많고 복잡하게 얽혀 있는 뇌세포(뉴런)로 구성되어 있다. 대뇌는 가운데 깊이 파인 세로 틈새에 의해 좌우측에 쌍을 이룬 대뇌반구로 이루어져 있으며, 바깥쪽을 구성하는 각각의 대뇌반구는 대뇌피질(대뇌겉질)인 회색질과 안쪽을 이루고 있는 회색질(회백질), 그리고 백색질 속에 회색질 덩어리가 집단을 이루고 있는 기저

핵(바닥핵)이라는 주요 구조물로 이루어져 있다. 대뇌에서는 우리 몸의 운동과 감각은 물론 학습과 기억, 언어, 감정, 사색 및 창조 활동과 같은 고차원적인 정신활동을 관할한다.

대뇌는 감각을 받아들이는 감각영역, 여러 상황을 종합하는 연합영역, 각 기관에 명령을 내리는 운동영역으로 나뉜다. 크게는 대뇌피질과 변연계로 나뉘어 있는데, 대뇌피질은 뇌의 가장 바깥쪽에 있으며, 그 안쪽 아래에 변연계가 대뇌피질에 싸여 있다. 이 변연계는 귀의 바로 위쪽, 즉 대뇌피질과 시상하부 사이의 경계에 위치하는데 감정, 행동, 기억, 후각 등의 여러 가지 기능을 담당한다. 본능적인 행동과 정서, 학습과 기억 등 감성적이고 즉흥적이며, 본능에 가까운 동물적인 행동의

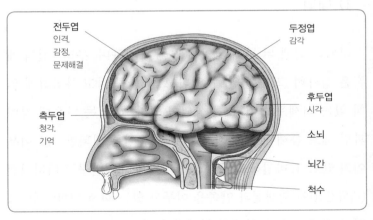

[그림 2-2] 대뇌반구

중추, 즉 생존을 위한 감각중추라 할 수 있다. 이에 반하여, 대뇌피질은 고도의 사색과 판단 및 창조의 근원지로 이성적이고 건전한 정신과 창조적 혼이 깃들어 있는 곳으로 개개인의 특성을 결정짓는 창조의 중추이다.

대뇌는 좌우 두 개의 반원형, 즉 반구(半球)로 이루어져 있는데 대뇌피질이 기능할 때 양쪽 중 어느 한쪽 반구가 다른 쪽의 기능을 누르면서 대뇌피질 기능을 조절하게 된다. 예를 들어, 언어기능에 대해서는 오른손잡이는 왼쪽 반구가 우위성을 가지고 있다. 만약 우성반구가 손상을 입게 되면, 열성반구가 점차 그 기능을 대신 맡게 된다. 이런 의미에서 사람은 두 개의 뇌를 가지고 있다고도 할 수 있다.

2) 대뇌피질

대뇌피질이란 대뇌를 감싸는 가장 바깥층을 말한다. 두께는 2~4mm 정도이고, 140억 개 정도의 신경세포가 모여 있어 회색으로 보인다. 호두의 속 모양을 하고 있는데, 주름에서 튀어나온 부분을 이랑이라 하고 들어간 부분을 고랑이라 하며 좀 더 깊게 패인 곳은 틈새라고 한다.

대뇌피질은 각 부위마다 특정한 기능을 수행하는데, 그 기능은 크게 우리 몸의 운동을 주관하는 운동영역, 몸의 말초 부위와 직접 연락되고 여기서 일차적으로 분석된 자료를 과거의 경험과 비교 및 분석하여 대응하는 등의 특수한 감각이 유입되는 감각영역, 그리고 여러 영역을 서로 연결하여 각종 상황을 종합하는 연합영역으로 구분된다. 고등동물일수록 이 연합영역이 넓은데, 인간은 대뇌피질 면적의 85% 이상을 차지한다. 이 연합영역 가운데 언어, 기억, 학습, 상상, 지각, 이성 및 인격 등 고도의 정신기능을 주관하며 감각의 인식과 자신의 의지로 할 수 있는 운동(수의운동)의 계획 및 수행 통제 등을 조절하는 특수한 부위를 고위기능 영역으로 따로 구분하기도 한다.

대뇌피질은 다른 동물들과 비교하였을 때 사람에게 가장 발달된 영역이다. 인간이 상상력, 추리력, 언어, 통찰력 등을 갖춘 것은 바로 이 대뇌피질이 발달하였기 때문이다.

이러한 대뇌피질은 중심고랑을 경계로 전두엽(이마엽), 측두엽(관자엽), 두정엽(마루엽), 후두엽(뒤통수엽)으로 나뉜다. 전두엽은 좌우 대칭인 두 개의 반구로 구성되는 대뇌반구 앞에 있는 부분으로 기억력, 사고력 등을 주관하면서 다른 연합영역으로부터 들어오는 정보와 행동을 조절하며, 추리, 계획, 운동, 감정, 문제해결에 관여한다. 일반적으로 새로운 기억은 해마에 저장되고, 오래된 기억은 대뇌피질에 저장된다.

(1) 전두엽(이마엽)

소리에 관계하는 측두엽이 발달한 후 뇌의 형성과정에서 가장 늦게 발달하는 것이 전두엽이다. 이 전두엽에 있어서도 기능에 따라 생성되는 시기가 달라서 운동 기능 등을 담당하는 부분은 빨리 발달하고, 판단 및 의사소통에 깊이 관여하는 전두전야(前頭前野)는 가장 늦게, 12세 전후의 사춘기를 지나 완성된다. 전두엽 가운데서도 다른 동물과 확연하게 인간다움을 나타내는 사고와 의사소통 기능을 담당하는 전두전야는 가장 늦게 발달되어 가장 빨리 위축이 시작된다는 특징이 있다. 즉, 인간다움을 특징짓는 능력부터 망가지면서 동물로서의 생존에 필요한 기능이 마지막까지 남는다고 하겠다.

전두엽은 가장 앞부분에 위치하는 곳으로 대뇌의 가장 많은 면적을 차지하며, 두정엽의 앞부분, 측두엽의 위쪽 앞부분에 위치한다.

전두엽은 어린아이에서 어른이 되는 과정에 발달한다. 소위 유치하다는 아이 같은 행동이 줄어들고 깊은 사고를 하면서 어른스럽게 되는 것은 이 전두엽의 발달에 의한 것이다.

통상 전두엽은 의사소통 및 언어를 구사하고, 생각하고, 의

사결정을 내리고, 행동을 제어하고, 새로운 것을 창조하며, 기억을 통제하는 등 인간으로서의 고차원적인 기능을 담당하는 곳이다. 인간이 다른 동물과 명확히 구분되는 인간다움은 이 전두엽에 있다. 전두엽의 가장 앞쪽 부분인 전두전야라 불리는 곳에서 이와 같은 기능이 거의 이루어진다.

질병 및 부상으로 전두엽이 장애를 받으면 이와 같은 기능이 장애를 받거나 저하된다. 정상적일 때 세심했던 성격의 사람이 흐트러진 생활 태도를 보이거나 어린아이 같은 언행을 하거나 심한 경우에는 멍하니 하루를 지내는 등의 상태가 되기도 한다.

참고로 최근 아동들의 주의력결핍 및 과잉행동장애(ADHD)가 화제가 되고 있는데, 이는 사람의 생각, 감정, 행동을 조절하고 통제하는 역할을 담당하는 전두엽의 발달이 지연되어 발생하는 장애이다.

(2) 측두엽(관자엽)

전두엽, 두정엽, 후두엽 등의 뇌엽 가운데 하나인 측두엽은 대뇌반구의 측면을 말하며, 많은 하위 구조를 포함한다. 이 하위 구조들의 기능은 언어, 기억, 청각에 관계하고 있다. 인지, 표정 인식, 사물 인식, 기억 습득, 언어 이해 그리고 감정적 반응들이다.

측두엽의 손상은 신체 부위, 색상, 얼굴, 음악, 냄새 같은 특정 카테고리를 인식할 수 없는 상태를 나타내는 인지불능증이라는 신경학적 결함을 초래한다. 측두엽은 청각 처리에 관계하며, 음성 및 문자의 의미와도 깊게 관련이 있다.

(3) 두정엽(마루엽)

아인슈타인(Albert Einstein)의 두정엽이 일반인에 비해 15% 정도 더 넓다는 연구결과가 발표되어 화제가 되기도 하였는데, 이 두정엽은 공간능력과 수학적 사고를 관장한다. 이곳은 전두엽, 측두엽, 후두엽과 함께 대뇌피질을 이루며, 대뇌반구의 위쪽 후방에 위치해 있다.

두정엽은 기관에 운동 명령을 내리는 운동중추가 있으며, 촉각, 압각, 통증 등의 체감각 처리에 관여하고, 피부, 근골격계, 내장 그리고 주로 혀 등 구강에 있는 세포로 단맛 · 쓴맛 · 짠맛 · 신맛 · 감칠맛 등의 맛을 느끼는 역할을 하는 미뢰로부터의 감각신호를 담당한다.

(4) 후두엽(뒤통수엽)

뇌의 형성과정에서 가장 처음 형성되는 후두엽은 물체를 보는 기능을 한다. 이 후두엽은 인간이 태어나서 수개월에서 1, 2년에 발달하여 나이가 들어도 마지막까지 유지되는 특징이 있다.

후두엽은 시각중추가 있어 시각정보의 처리를 담당한다. 눈으로 들어온 시각정보가 시각피질에 도달하면 사물의 위치, 모양, 운동 상태를 분석한다. 이곳에 장애가 생기면 눈의 다른 부위에 이상이 없더라도 볼 수 없게 된다.

3) 해마

인간의 기억 메커니즘은 몇 군데의 기억을 관장하는 영역이 복합적으로 관계하면서 그 기능을 하게 되는데, 해마(Hippocampus)는 전두엽의 기능만큼 인간이 인간다울 수 있게 하는 기능, 즉 기억 전체를 조정한다.

기억에는 순간적으로 보거나 들은 지식을 재생하여 기억해 낼 수 있는 단기기억과 몇 년간 반복해서 걸어 온 전화번호나 교사가 같은 과목을 수십 년간에 걸쳐 가르쳐 옴으로써 형성된 전문지식 같은 장기기억이 있다.

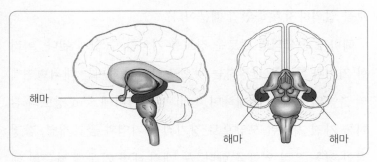

해마

해마   해마

[그림 2-3] 해마

　해마는 단기기억을 받아들여 보존의 필요성을 판단하거나 정리정돈하여 장기기억을 담당하는 각각의 영역으로 이동시키거나 보존시키는 기능을 한다. 다시 말해서, 기억의 중요성을 판단하고 정리하고 필요에 따라서 저장되어 있는 기억을 끄집어내는 역할을 한다.

　알츠하이머형 치매가 되면 가장 먼저 해마가 피해를 보는 곳으로 알려져 있듯이 해마는 치매와 직접적으로 관계하고 있다.

　해마는 그 모양이 바닷물고기의 해마를 닮아 이름 붙여졌으며, 인간의 기억을 관장하는 곳이다. 건망증이 심해지는 이유는 이곳의 기능이 떨어졌기 때문이다. 필자는 과음으로 인하여 필름이 끊긴 기억이 있는데, 이는 알코올의 독소가 해마의 신경세포가 활성화되지 못하도록 방해한 탓에 기억이라는 정보를 입력하지 못하였기 때문이다.

해마가 손상되면 새로운 정보를 기억할 수 없게 된다. 이러한 기억과 학습을 관장하는 것으로 알려진 해마는 대뇌변연계의 측두엽 안쪽에 존재하며, 1cm 정도 너비에 5cm 정도의 길이를 가진 기다란 모양으로 장기적인 기억과 공간개념, 감정적인 행동 조절 역할을 한다. 두 개의 해마 가운데 좌측의 해마는 주로 최근의 일을 기억하고, 우측의 해마는 태어난 이후의 모든 경험 등의 장기기억을 관장한다. 알츠하이머병은 해마를 점진적으로 위축시켜 질병 초기에는 최근의 기억장애가 발생하게 한다.

해마는 장기기억을 축적하지는 않지만 장기기억을 만들어낼 때 중요한 역할을 한다. 처음 만난 사람이나 낯선 곳에 도달할 때까지의 교통편과 도로 등을 기억하는 것은 장기기억을 만드는 과정이라 할 수 있는데, 이런 기억의 성공 여부는 해마가 바르게 기능할지 안 할지에 달려 있다. 해마에 축적된 단기기억을 빈번하게 끄집어내서 기억(장기기억)으로 정착시키기 쉽다. 즉, 해마가 받는 자극이 강할수록 장기기억으로 남을 가능성이 높다고 할 수 있다.

또한 해마는 단기기억 외에도 뇌의 다른 부분에 있는 과거의 기억으로부터 필요할 때 필요한 정보를 그때그때 끄집어내어 상황에 맞게 분석하는 역할도 담당한다. 해마의 손상이 심화되면 위험한 상황에 맞닥뜨려도 정상인처럼 순간적으로 대처하지 못하고 멍하게 있는 등 일상생활에 커다란 곤란과 위험을 안고 살아가게 된다.

일상생활에서 건망증이 심해짐을 느낀다면 의식적으로 해마를 자극하는 훈련을 하는 것이 좋다. 해마를 자극하는 훈련으로는 먼저 일기쓰기를 권한다. 일기를 쓰기 위해서는 그날그날 경험하였던 일과 일어났던 일들을 되새길 수 있기에 뇌의 훈련에 도움이 된다. 이 작업은 곧 해마로부터 기억을 끌어내는 효과를 기대할 수 있다는 점에서 자연스럽게 해마를 자극하게 된다.

다음으로 간단한 계산 문제를 푸는 것이다. 사람에 따라 계산 문제를 잘 푸는 사람과 그렇지 못한 사람이 있다. 계산에 약한 사람에게는 매우 간단한 덧셈과 뺄셈 정도의 문제로도 충분할 것이나 본래 수학 문제를 잘 푸는 사람이라면 수준에 맞추어 난이도를 높여 가는 것도 효과적이다.

일상생활 습관에서 해마를 활성화할 수도 있다. 편식과 수면 부족은 해마의 기능을 저하시키는 원인이 된다. 균형 잡힌 식사와 적당한 운동 그리고 충분한 수면을 취하고 스트레스가

쌓이지 않도록 하는 생활 태도는 다른 질병의 예방과 마찬가지로 해마의 기능을 정상적으로 유지하는 데 있어서도 중요하다. 특히, 수예나 도예 및 바느질과 같이 손끝을 사용하여 취미생활을 즐기는 것은 단순한 취미생활에 머물지 않고 뇌를 자극하는 일도 되기에 매우 유익한 취미생활이 될 수 있다. 이러한 실례로 필자가 관계하고 있는 일본의 시골 마을 할머니들이 지역 대학생들에게 요리와 수예 등 평생을 통하여 몸에 익숙해진 삶의 지혜들을 전수하면서 이구동성으로 하는 말은, 옛 기억을 되살려 지도하는 것이 뇌를 활성화하는 데 매우 효과적이라는 것이다. 마찬가지로 영화감상 및 독서도 줄거리를 떠올리는 작업을 통하여 뇌, 특히 해마를 자극하는 좋은 취미활동이다.

이와 같은 다양한 훈련과 일상생활에서의 태도를 실천한다 하여도 뇌에 필요한 영양소가 부족하면 뇌는 충분히 기능할 수가 없다. 의사나 영양사 등 전문가들이 입을 모아 섭취하도록 권하고 있는 영양소가 뇌를 원활하게 기능하도록 해주는, 등 푸른 생선에 많이 포함되어 있는 DHA 및 EPA라는 영양소다.

뇌의 영양소라고까지 부르는 DHA는 뇌에 들어갈 수 있는 매우 드문 물질의 하나로, 단지 이 영양소가 부족한 것만으로도 건망증이 심해지는 경우도 있다. 이 DHA는 해마 안에 많이 존재하여 뇌 안의 정보 전달을 용이하게 하거나 신경세포의 산화를 막아 주는 역할을 한다.

또한 DHA와 마찬가지로 등 푸른 생선에 많이 포함되어 있는 EPA라는 영양소도 혈액을 매끄럽게 해 주는 역할을 하기 때문에 전문가들은 이 두 가지 영양소를 함께 섭취해 주는 것을 권한다.

이들 영양소는 건강식품으로 많이 판매되고 있어서 쉽게 구입할 수 있기에 생선을 많이 섭취하지 못할 때 보완적인 방법으로 복용하는 것도 좋다.

지금까지 인지기능에 직접적인 관련이 있는 뇌에 관한 간단한 지식을 살펴보았다. 중요한 것은 계속적으로 뇌를 사용함으로써 그 기능이 유지 및 발달한다는 것이다. 이는 치매예방에 직·간접적으로 관련이 있음을 의미하므로 평소에 의식적으로 뇌를 많이 사용하기 위해 다양한 취미활동을 하는 것이 매우 중요하다.

3. 치매의 종류와 원인 질환

1) 치매의 유형 분류

치매의 유형에는 신경계에서 발생하는 질병의 원인, 기전, 인체에 미치는 영향을 연구하는 병리학의 세부 분야인 신경병리학적 소견에 의한 분류, 원인에 따른 분류, 병이 원인이 되어 일어나는 생체의 변화, 즉 병변의 진행에 따른 분류가 있다.

『국제질병분류(제10판)』에서는 이러한 세 가지 기준을 통합적으로 적용하여 치매를 알츠하이머형 치매, 혈관성 치매, 기타 질병에 의한 치매, 불분명한 치매로 구분하고 있다.

표 2-1 『국제질병분류(ICD-10)』에 의한 치매의 유형 분류

알츠하이머형 치매	조발성 알츠하이머형 치매, 만발성 알츠하이머형 치매, 비정형 또는 혼합형 알츠하이머형 치매, 불분명한 알츠하이머형 치매
혈관성 치매	급성 혈관성 치매, 다발성 경색 혈관성 치매, 피질하 혈관성 치매, 혼합형 혈관성 치매, 기타 혈관성 치매
기타 질병에 의한 치매	피크병, 헌팅턴병, 파킨슨병, HIV감염에 의한 치매
불분명한 치매	불분명한 치매

2) 발병 원인 질환에 따른 분류

치매의 발병 원인에 관해서 분류하는 방법으로 치료 및 예방의 가능성 유무로 크게 나눌 수 있다.

치료가 곤란한 치매로는 알츠하이머형 치매, 레비소체형 치매, 전두측두엽변성증 등이 대표적인 신경변성질환이라 할 수 있다. 이와 반대로 치료 및 예방이 어느 정도 가능한 치매로는 뇌혈관성 장애(혈관성 치매), 감염성 질환에 의한 치매, 내분비 · 대사질환, 약물에 의한 치매 등을 들 수 있다.

치매를 유발하는 질병 중에서 가장 많은 것은 뇌에 있는 신경세포 가운데 인지기능에 관계하는 특정한 신경세포다발이 장애를 받아 서서히 죽어 가거나 성질이 변해 가는, 이른바 '신경변성질환'이라 부르는 것으로 알츠하이머병, 레비소체병 등이 이에 해당한다.

신경세포의 변성이란, 예를 들면 척수에 있는 신경세포의 변성이 운동 기능, 균형 유지 기능 등에 장애를 일으키듯 어느 신경세포의 성질이 변하는가에 따라 발생하는 질병 및 장애도 달라진다.

신경변성질환이 언제, 어떤 메커니즘으로 왜 특정한 사람에게 발생하는가 등에 관해서는 명확하게 밝혀지지는 않았다.

하지만 고령자에게 발병하기 쉬운 경향을 이유로, 가령 나이 듦과의 연관성을 의심하고 있다.

또한 가족과의 관련성에 관해서는 적지만 존재는 하기에 가족성도 어느 정도 인정되고 있다. 최근 연구에서 파킨슨병의 원인 유전자가 발견되는 등 이상한 기능을 가진 단백질 및 불필요한 단백질이 분해되지 않고 세포 내에 쌓임으로써 미토콘드리아로 불리는 세포 내 에너지 공급을 방해하거나, 활성산소와 같은 세포에 독이 되는 성분의 노출이 발병에 관여하는 것으로 생각되고 있다.

다음으로 많은 것이 뇌경색, 뇌출혈, 동맥경화가 원인이 되어 신경세포에 영양 및 산소가 제대로 공급되지 않게 된 결과 관련 부분의 신경세포가 죽거나 신경의 네트워크가 망가져 버리는 뇌혈관성 치매이다. 어느 것이 이유든 정상적인 세포의 사멸 및 성질 이상이 뇌의 인지기능에 이상을 초래하여 치

표 2-2	**치료가 가능하거나 호전을 기대할 수 있는 치매**
중독성 장애	약물 중독, 중금속 중독, 알코올 중독
대사성 장애	심혈관계 질환 및 호흡기 질환, 만성신장 질환, 전해질 장애, 저혈당 및 고혈당, 갑상선 기능항진 및 저하증
결핍성 장애	비타민B_1, B_2의 결핍, 엽산 결핍
감염성 질환에 의한 장애	신경매독, 결핵성 수막염, 뇌종양, 진균성 뇌염, 정상압 수두증

매에 이르게 함을 알 수 있다.

　이들 신경변성질환 및 뇌혈관 장애 외에도, 헤르페스 뇌염과 같은 감염성 질환에 의한 치매, 뇌종양에 의한 치매와 같은 뇌외과적 질환에 의한 치매, 갑상선기능저하증 및 비타민B_1 결핍증 같은 내분비 대사성 질환에 의한 치매, 그리고 알코올성 치매와 같은 정신작용 물질 및 약물 등도 치매의 원인으로 들 수 있다.

　이와 같은 치매의 종류와 원인 질환에 관하여 알아본다.

(1) 신경변성질환에 의한 치매

① 알츠하이머형 치매

　치매 가운데 많은 사람이 걸리는 대표적인 것이다. 1960년 독일인 의사 알츠하이머(Alois Alzheimer)가 최초로 명명한 노인의 정신질환으로 로널드 레이건(Ronald Reagan) 전 미국 대통령이 걸려 국제적 뉴스가 되었다. 원인은 분명하게 밝혀지지 않았지만 정상적인 기능을 수행하던 뇌세포들이 서서히 죽어 감으로써 뇌가 병적으로 위축되어 고도의 지능 저하 및 인격장애를 일으킨다. 전체 치매환자의 50~60%를 차지할 만큼 많은 사람이 이 치매에 걸리는 것으로 알려져 있다.

대뇌변연계의 양쪽 측두엽에 위치하여 장기적인 기억과 공간개념, 감정적인 행동을 조절하는 역할을 하는 '해마'라는 신경세포에서 '베타아밀로이드'라는 단백질 성분이 접착되고, 신경섬유가 엉키게 되면 뇌의 정보 유출이나 정보 저장을 할 수가 없어 기억력이 모두 상실된다.

증상에 관해서는 천천히 증세가 나타나고 악화되어 가는데, 초기 단계에서는 운동마비 및 감각장애 등의 신경증상은 일으키지 않는다. 또한 환자 본인은 병이라는 자각이 없는 것이 특징이다.

특징적인 증상으로는 건망증을 들 수 있는데, 오래된 기억은 비교적 유지되지만 새로운 일들을 기억하기 어려우며, 잊어버리기 쉽다. 증상이 진행되면 건망증 때문에 일상생활에 지장을 초래하게 된다. 그리고 판단력의 저하도 보이며, 나아가 시간, 장소, 사람에 관한 판단이 어려워지게 된다. 즉, 뇌가 현저하게 위축되고 대뇌피질의 대사도 저하된다. 기억과 관계깊은 해마나 대뇌피질에서 뉴런의 탈락이 넓은 범위에 걸쳐 있기 때문에 환자 자신이 있는 장소나 사람의 얼굴을 구별하지 못하기도 한다. 언어장애와 판단력 장애 및 시·공간능력 장애를 동반할 수 있고, 근력이나 명령을 이해하는 데는 이상이 없어도 일상적인 생활 동작, 요리하기, 세수하기, 옷 갈아입기 등에서 장애를 보이는 실행증을 동반하기도 한다. 병의 초기부터 우울증이 나타나고, 감정 변화가 심하며, 밤이 되면 안절부절못하는 야간착란이 나타나기도 한다.

알츠하이머형 치매인지 아닌지에 관한 판단은 매우 어렵다. 그러나 국제적으로 폭넓게 이용되고 있는 것은 미국정신의학회가 1994년에 만든 『정신질환의 진단 및 통계편람(DSM-IV)』의 알츠하이머형 치매의 진단기준이다. 2002년 8월에 '정신분열증'이 '조현병'으로 명칭이 변경되었고, 이에 따라 같은 해 『DSM-IV-TR 정신질환의 분류와 진단의 지침』도 미국정신의학회로부터 나왔다. 2015년에는 『DSM-5』로 개정되었다.

알츠하이머형 치매에 대한 치료법은 아직 확립되어 있지 않기 때문에 여러 가지 시도가 이루어지고 있으며, 다양한 약물이 연구되고 있다.

② 레비소체(루이소체)형 치매

치매의 종류는 일반적으로는 알츠하이머형과 뇌혈관성으로 구분되어 왔지만, 최근에는 이상 단백질로 이루어지는 레비소체라는 특수한 물질이 뇌의 대뇌피질에 퍼져 신경세포의 작용을 저해하여 일어나는 레비소체형 치매가 주목받고 있다.

일본의 경우도 전체 치매환자의 20% 정도가 레비소체형 치매로 알려져 있다. 다른 치매와의 차이점은 다른 치매에서 초기부터 나타나는 건망증이나 지남력장애로 때와 장소, 사람을 잘 못 알아보게 되는 증상이 초기부터 나타나기보다는 오히려 현실에서 존재하지 않는, 즉 타인에게는 보이지 않는 사람이나 물체가 환자 본인에게는 확연히 보이는 환영 및 환시와 같은 증상이 눈에 띄게 많다는 것이다. 이와 같은 환시 현상이 일어나는 원인은 후두엽의 시각을 관장하는 시각야(視覺野)에 장애가 생겼기 때문이다.

증상으로 수면 중에 갑자기 괴성을 지르거나 환시에 나타난 사람에게 욕설을 하거나 이상한 행동을 하는 것 등이 있다. 몸은 쉬고 있으나 뇌는 활동하고 있는 상태에 있는 수면상태인 렘수면의 한가운데서 나타나기 때문에 '렘수면 행동이상'이라고도 한다.

또한 뇌의 깊은 곳에 있는 뇌간을 중심으로 레비소체가 생기기 때문에 일어나는 파킨슨병과 같이 근육이 굳어지거나 수족의 떨림 및 완만한 동작과 같은 신체적 증상이 일어나는 것도 특징이다. 파킨슨병 환자는 치매를 유발하는 일이 적지 않은 것에서도 알 수 있듯이 레비소체에 기인한다는 이유에서 파킨슨병과 레비소체형 치매와는 본질적으로 같은 병으로 생각되며, 여기에 우울증까지 있어서 의사들도 오진이 적지 않을 만큼 진단에 어려움을 겪고 있다고 한다. 오진의 많은 형태로 우울증이나 조현병 등으로 진단하거나 근육의 경직을 보고 단순한 파킨슨병으로 진단하는 경우가 많다고 한다.

이 레비소체형 치매에 관한 치료법은 아직 없으나 약물치료와 적절한 간호를 통한 개선이 가능한 정도이다.

③ 전두측두엽변성증(前頭側頭葉変性症)

뇌의 전두엽과 측두엽의 위축으로 인한 조로증을 보이는 질환인 피크병과 그 주변의 치매를 통틀어 일컫는다. 노인 초기에 증상이 나타나며, 인격장애 및 행동장애가 두드러진다. 자기행동의 제어가 곤란하게 되어 절도나 성적 일탈행동 등의 반사회적 행동을 일으키기도 하고, 몸단장이나 예의범절 및 대인관계에 무관심해지기도 한다.

증상으로 매일 특정한 목적 없이 같은 길을 반복해서 빙글빙글 걷는다거나 과식 및 좋아했던 음식의 기호가 변하는 식행동 이상 그리고 대화 중에 일정한 어구를 반복하는 등의 행동이 나타난다.

한편으로는 환각이나 망상의 증상이 나타나는 일은 적으며, 초기에는 기억장애 및 시·공간능력 장애도 눈에 띄지 않는다. 그러나 중기 이후는 실어 등의 인지기능장애도 눈에 띄게 되고, 말기에 가서는 알츠하이머형 치매와 같은 신경변성질환의 치매와 마찬가지로 무언, 운동 기능의 저하에 의한 와상상태가 되어 호흡기 및 요로감염증 등으로 사망에 이른다.

④ 파킨슨병

뇌에서 만들어지는 도파민이라는 신경전달물질을 분비하는 특정 신경세포들이 점차 소실되면서 몸의 떨림, 근육의 경직, 보행장애 등을 일으키는 대표적인 신경계 퇴행성 질환이다.

인간의 기분 및 감정 조절에 깊게 관련이 있는 신경전달물질인 도파민은 운동, 동기부여, 각성, 강화, 보상 및 실행 등의 기능을 조절하는데, 이 가운데 흑질에 위치한 도파민 뉴런으로부터 분비되는 도파민의 경우 운동조절 기능을 수행한다. 몸동작이 원활하지 못하게 되는 것이 특징인 파킨슨병은 이런 이유에 연유한다.

일반적으로 10만 명에 40~50명이 걸리는 것으로 나타나는 파킨슨병은 우울증 등의 정신증상도 합병증으로 나타나지만, 나이가 들어 고령이 될수록 치매증상도 나타난다. 80세 이상의 파킨슨병 환자의 70% 정도에서 치매증상이 나타난다는 보고도 있다. 파킨슨병 환자는 약 3~5년 이내에 치매에 걸릴 확률이 정상적인 노인에 비해 5~6배나 높다는 연구결과도 있다. 치매는 사고, 판단, 기억력과 같은 인지능력이 저하되는 병이지만, 파킨슨병은 몸을 움직이는 행동능력이 저하되는 병이다. 그러므로 파킨슨병이 발병하면 신체의 부분적 떨림과 경직, 몸동작의 느려짐과 보행장애, 자세의 불안정 등이 지속된다. 파킨슨병만으로는 운동신경 이상으로 움직이는 데 불편을 겪고, 정신이 완만해지고, 사고과정이 느려지는 등의 어려움을 겪지만 치매처럼 지능이 떨어지거나 성격이 변하지는 않는다.

인간의 기분과 감정에 깊이 관여하는 도파민은 적절하게 분비되면 사람을 기분 좋고 행복하게 하지만, 부족하면 치료가 쉽지 않은 신경계 질환인 파킨슨병이나 우울증, 우울증이 만성화된 조현병 증상이 나타날 위험이 있으며, 마약이나 알코올, 도박 등으로 과다하게 분비되면 대뇌피질을 직접 자극하여 뇌세포와 중추신경계를 파괴하고 중독성을 일으키기도 한다.

이와 같이 인간의 감정에 중요한 신경전달물질인 도파민의 수치를 자연스럽게 조절하기 위해서는 건강한 식습관이 중요하다.

총 23가지의 단백질 구성요소 가운데 티로신이라고 부르는 아미노산은 도파민 생성에 있어 중요한 역할을 한다. 이 티로

신은 또 다른 아미노산인 페닐알라닌을 만들기도 하는데, 이 페닐알라닌 역시 도파민 생성에 영향을 미치는 아미노산 중 하나이다. 이 두 가지의 아미노산, 티로신과 페닐알라닌이 부족하면 도파민 수치도 낮아진다. 이들 아미노산을 식생활에서 자연스럽게 섭취하기 위해서는 닭가슴살, 소고기, 달걀, 유제품, 콩 등 양질의 단백질 식품을 섭취하여야 한다. 식물성 단백질 중에서는 벨벳콩이 도파민 수치를 높이는 데 효과적이라는 연구결과도 있다.

⑤ 헌팅턴병

단백질을 생성하는 유전자의 돌연변이로 인해 비정상적인 헌팅턴 단백질이 뇌 신경세포 내에 축적되고, 이것들이 응집체를 형성해 세포를 파괴함으로써 운동장애, 정신병, 치매 등을 동반하는 유전성 신경퇴행성 질환이 발병한다.

젊은 연령대에 발병하기도 하며, 주요 증상으로 비정상적인 보행, 언어 곤란, 연하장애, 성격장애 등과 함께 인지장애가 나타나기도 한다. 환자 자신의 인지기능장애에 대한 자각은 유지되고, 쉽게 화를 내거나 기분이 상하고, 충동성과 같은 인격 변화가 나타나는 경우가 많다. 하지만 이러한 증상도 말기에 이르면 의욕이 없어지고 아무것도 하지 않으려고 한다.

(2) 뇌혈관성 치매

뇌의 혈관이 막혀 혈액이 원활하게 흐르지 못하게 되는 뇌
경색과 혈관이 손상되어 혈액이 흘러나와 주변 신경세포가 상
처를 입게 되는 뇌출혈 등에 의해서 상처가 난 부분의 뇌 작용
이 나빠진 치매를 뇌혈관성 치매라고 한다.

증상은 건망증, 두통, 어지러움, 이명, 저림 등이 나타나는
경우가 있으며, 뇌졸중 발작이 일어날 때마다 단계적으로 악
화하는 일이 많다.

뇌혈관성 치매는 장애를 받는 장소에 따라 능력이 떨어지지
만 그 외의 능력은 그다지 지장이 없는 것과 같이 드문드문 저
하되고 기억장애가 심해도 인격 및 판단력은 유지되는 것이
특징이다.

(3) 감염성 질환에 의한 치매

감염성 질환에 의해서 발병하는 치매로는 진행마비, 헤르페
스 뇌염, 크로이츠펠트 야코프병 등을 들 수 있다.

진행마비란 매독 감염자가 치료를 하지 않거나 충분히 치료
를 하지 않음으로써 매독균의 신경계 감염으로 나타나는 치
매를 말한다. 치매의 중심 증상과 함께 정신쇠약상태, 환각 및
망상상태, 의식장애, 기분장애와 같은 다양한 정신증상을 보

인다.

헤르페스바이러스에 의해 뇌 자체에 염증이 생기는 질환인 헤르페스 뇌염은 감염력이 높고 유행성을 띤다.

크로이츠펠트 야코프병은 한 번 발병하면 치료법은 없으며, 진행이 매우 빨라 발병하면 초기 증상이 나타나고부터 1~2년 사이에 사망에 이른다. 초기 증상으로는 사소한 일을 계기로 주위에 대해서 기분 나쁜 태도로 반응을 나타내는 이자극성, 무관심, 이상행동 등이 나타난 후 계속해서 기억장애, 이해 및 판단력 장애 등의 치매증상이 두드러지게 나타난다. 100만 명에 한 명꼴로 걸리는 것으로 알려져 있다.

(4) 내분비 대사성 질환에 의한 치매

치매로 이어질 수 있는 내분비 대사성 질환의 대표적인 것으로는 갑상선기능저하증, 비타민B$_{12}$결핍증, 비타민B$_1$결핍증 및 펠라그라뇌증 등이 있다.

갑상선기능저하증은 갑상선에서 분비되는 갑상선호르몬의 저하에 의해서 나타나는 질환이다. 초기에는 주의집중력 곤란 및 사고의 지연, 이해력 저하, 주위에 대한 무관심, 동작 완만 등이 나타나지만 치료하지 않고 방치하면 기억장애 등이 나타나면서 치매가 되는 경우가 있다.

비타민B12결핍증은 악성빈혈이 대표적인 증상이지만 정상적인 신경기능에도 관여하고 있기 때문에 그 결핍으로 인해서 말초신경장애, 자극에 대한 과민성, 의식장애, 기억장애 등의 증상도 일으킬 수 있다. 비타민B12와 치매와의 관련을 보면, 비타민B12의 섭취 불량이 장기간 계속되면 치매증상도 피할 수 없다.

또한 저영양 상태의 알코올증 환자에게 잘 나타나는 비타민B1결핍증도 치매증상이 나타날 수 있다.

항결핵제 및 대사이상질환 그리고 저영양 상태의 알코올증 환자 및 거식증 환자 등에 나타나는 것으로 알려진 펠라그라뇌증도 단순한 이유에도 쉽게 불쾌해하는 이자극성, 환각, 망상, 의식장애가 나타난다. 치료하지 않으면 치매에 이르는 경우도 있다.

(5) 정신작용물질에 의한 치매

대표적인 것으로 알코올성 치매를 들 수 있다. 장기 알코올증 환자들은 가끔 치매증상을 동반하는 경우가 많으나 그 치매 원인에 관해서는 알코올물질에 의한 것인지 이차적인 뇌 기질 장애에 의한 것인지 명확하지 않은 점이 많기 때문에 알코올성 치매라는 용어는 공식적으로 사용하지 않는 경우도 있다.

증상의 특징으로는 비타민결핍증에 의한 치매와 같은 증상을 보이는 경우가 많다.

(6) 뇌외과적 질환에 의한 치매

뇌외과적 질환에 의한 치매로는 뇌종양, 외상성 뇌장애 및 만성경막하혈종 등을 들 수 있다.

뇌종양은 정상적인 뇌조직을 압박하거나 파괴하여 커짐에 따라 뇌척수액 및 뇌혈류의 흐름에 지장을 초래한다. 뇌종양의 종류와 치매증상의 발현과의 관계는 명확하지 않지만, 증상이 나타나는 부위에 따라 기억장애, 이해 및 판단력 저하가 나타난다.

교통사고 등으로 갑작스럽게 뇌에 충격이 가해져 뇌가 놀란 상태인 외상성 뇌장애는 후유증으로 인지기능장애가 남아 있는 경우에는 손상의 정도 및 부위에 따라 다르지만 지각장애, 기명력장애, 주의집중장애 등의 치매증상이 나타날 수도 있다.

만성경막하혈종이란 뇌와 척수를 둘러싸고 있는 경막과 뇌의 표면막인 지주막 사이에 공간ㆍ조직에 출혈된 혈액이 덩어리가 되어 고여 있는 상태인 혈종이 형성된 경우를 말하는데,

뇌의 압박에 따라 인지기능장애를 초래하는 경우도 있다.

4. 치매의 증상

치매의 증상을 구분하는 데 있어서 많은 경우에 중심 증상
과 주변 증상으로 나누지만 각각의 증상이 모든 전문가에게
있어서 반드시 통일된 것만은 아니다. 일반인이 알고 있는 치
매 증상 가운데 많이 접할 수 있는 것은 건망증이나 배회 등과
같은 것이다. 하지만 실제로는 훨씬 다양한 증상이 나타난다.
무엇보다 중요한 것은 이러한 증상이 일상생활을 영위하는 데
있어서 적지 않은 지장을 초래하고 있다는 사실이다. 실제로
알츠하이머형 치매, 혈관성 치매, 레비소체라 불리는 변성세
포가 뇌 안에서 광범위하게 출현하는 변성질환인 레비소체형
치매(Dementia with Lewy Bodies: DLB), 전두측두형 치매 등은
치매에 의해서 나타나는 증상이 모두 다르다. 증상을 파악하
는 일은 치료와 돌봄에 있어 중요한 요소가 되기 때문에 초기
부터 주의 깊게 살펴봐야 할 요소이다.

치매의 증상은 원인에 따라 다양한데, 일반적으로 중심 증
상과 주변 증상으로 나뉜다. 즉, 치매 자체의 증상과 그 주변

증상으로 자리매김할 수 있는 증상으로 나눌 수 있다.

중심 증상이란 뇌의 세포가 망가짐으로써 나타나는 인지기능장애를 말하며 치매 초기부터 나타나는 것으로, 기억장애, 지남력장애, 이해·판단력 저하, 실어·실인·실행, 수행기능장애 등의 형태로 출현한다. 이러한 중심 증상 때문에 주위에서 일어나는 현실을 정상적으로 인식하지 못하며, 중심 증상이 없으면 치매로 진단되지 않는다.

한편, 중심 증상과 함께 환자 본인이 본래 가지고 있는 성격, 환경, 인간관계 등 여러 요인이 관계되어 우울증이나 망상 같은 정신증상이나 일상생활 적응을 곤란하게 하는 행동상의 문제를 보이는 경우도 있는데, 이러한 증상을 '주변 증상'이라고 한다.

중심 증상과 주변 증상 외에도 치매의 원인이 되는 질병에 따라 다소 차이는 있지만 다양한 신체적인 증상이 나오기도 한다. 특히, 혈관성 치매의 일부에서는 초기 단계에서부터 마비 등의 신체증상이 합병증으로 나타나는 경우도 있다. 알츠하이머형 치매도 진행되면 보행에 지장을 초래하고 말기까지 진행되면 와상상태가 되어 버리는 사람도 적지 않다.

1) 중심 증상

(1) 기억장애

기억장애는 건망증으로 알려진 증상인데, 일반 사람도 건망증은 일상에서 적지 않게 나타난다. 일반적으로 인간에게는 눈과 귀로 얻는 정보 가운데 관심과 필요에 따라서 일시적으로 저장해 두거나 오랜 기간 저장해 두는 기능을 하는 '해마'라는 기억의 창고가 있다. 이 해마라는 기관 때문에 필요할 때에 필요한 정보를 쉽게 꺼내 쓸 수 있었으나 이 해마가 나이가 들어감에 따라 한번에 많은 정보를 취할 수 없게 되고, 정보를 취하더라도 그 창고에 옮기는 데 어려움을 겪기도 한다. 그리고 이 기억의 창고에서 필요한 정보를 찾아내는 데도 때때로 실패하는 경우가 있는데, 나이가 들어 건망증이 심해지는 것은 이런 현상의 좋은 예이다. 이 해마가 그런대로 기능하고 있는 동안에는 반복을 통하여 중요한 정보는 기억의 창고에 저장되기도 하지만 치매가 진행될수록 정보의 저장과 인출이 어려워지게 된다. 즉, 새로운 정보를 기억할 수 없게 되고, 방금 전에 들었던 것을 기억해 내기 어려워지는 것이다.

이와 같이 치매에서 기억장애는 진행성으로 초기부터 나타난다. 물건이나 사람의 이름, 물건을 둔 장소를 잊어버려서 일상생활에 곤란을 겪으며 주변 사람들까지 곤경에 빠뜨리기도 하는데, 이런 이유가 계기가 되어 치매를 의심하게 됨으로써 병원을 찾게 되는 경우도 적지 않다.

기억장애 증상의 특징으로 잘 알려진 것이 건망증이지만 또 하나의 특징은 새로운 사항을 기억하지 못하는 기명력 장애도 포함된다. **기명력 장애**는 직전에 만난 사람의 이름이나 일의 내용을 기억하지 못하는 증상이다.

(2) 실어 · 실인 · 실행 장애

실어(失語)란, 읽기와 말하기 등 말을 사용한 행동에 관련된 장애를 말한다. 말을 들어도 이해하지 못하고, 말을 하려 해도 자연스럽게 단어가 나오지 않거나 표현할 수 없는 증상으로 나타난다. 이러한 실어 증상이 진행되면 자신의 생각을 충분히 전할 수 없게 되어 서서히 어휘력이 떨어지게 된다. 증상이 더 진행되면 구체적인 단어를 사용할 수 없게 되어 이것, 저것과 같은 단순한 대명사를 사용하는 일이 많아지며, 특정 물건을 요구해도 다른 것을 가져오는 등의 증상을 보이는 경우도 있다.

실인(失認)이란, 보고 듣는 등의 시각 및 청각으로 지각하고 있는 것의 의미를 정확하게 인식할 수 없는 것을 말한다. 보고 듣는 것을 충분하게 감각의 자극으로 지각한다 해도 그것이 무엇이며 어떤 소리인가를 이해하지 못하는 상태이다. 알고 있는 사람인데도 얼굴을 보고 인식하지 못하고, 익숙한 길인데도 잊어버려서 배회하거나, 집 안에서 화장실이 있는 곳을 잊어버리는 등 방의 위치 관계 및 길과 같은 공간의 배치를 알 수 없어서 당황하는 등의 행동장애가 이에 해당한다.

실행(失行)이란, 운동 기능에는 지장이 없음에도 불구하고 일상사를 목적에 맞추어 수행해 내지 못하는 장애를 말한다. 의복의 착탈행위가 제대로 되지 않는 등의 장애가 이에 해당한다.

(3) 지남력장애

지남력이란 시간과 공간에 관련된 기본적인 상황을 파악하는 것을 말한다. 지남력장애는 치매 어르신들이 길을 잘못 들어 실종되거나 목적지를 찾지 못하고 당황해하는 사례를 들수 있다.

초기에는 방향감각이 약해져도 주변의 특정한 경치나 건물 등을 힌트로 길을 찾아가기도 하지만 어두워지면 이도 곤란해진다. 정도가 심해지면 집 근처에서도 길을 잃거나 밤에 자신의 집에서조차 화장실과 같은 특정 장소를 찾아가지 못하게 되는 경우도 있다. 환자 자신은 물론 가족을 가장 곤란하게 하는 것은 끝없이 걸어 엉뚱한 곳에 가 버리는 경우이다. 정상인은 일상생활에서 특별히 의식하지 않아도 이러한 시간과 공간, 사람 등에 관해서 쉽게 대응할 수 있다. 그러나 치매에 걸리면 이러한 짐작 능력이 약화되어 날짜 및 계절 그리고 자신이 있는 장소 등을 잊어버리게 된다. 치매로 인한 이런 짐작 능력의 약화는 초기부터 나타나는 경우가 많다.

인간관계와 관련해서는 치매가 매우 진행되면서부터 나타나는데, 과거에 획득했던 기억을 상실하는 정도까지 진행되면 자신의 연령 및 사람의 생과 사에 관한 기억이 어려워 타인과의 관계가 어렵게 된다. 심한 경우에는 자신의 자녀에 대해서도 아줌마, 아저씨로 부를 만큼 기억이 손상되는 경우도 있다.

(4) 이해 및 판단력 장애

치매에 걸리면 생각하는 능력이 떨어지고, 두 가지 이상의 일이 중복되면 원만하게 처리하지 못하며, 혼란에 빠지기 쉬워 보통 때와 다른 작은 변화에도 혼란을 겪기도 하며, 관념적인 사항과 현실적이고 구체적인 일의 구분이 어려워지게 된다.

(5) 수행(실행)기능장애

지남력장애와 마찬가지로 기억장애 및 실인·실행 등에서 파생되어 수행기능장애가 일어나는데, 이는 주로 계획을 세워서 체계적으로 일을 수행하지 못하게 되는 것을 말한다.

수행기능장애란 사물을 목적에 맞추어 적절하게 대응하지 못하게 되는 상태를 말한다. 외출 시에 의복이나 지참물을 준비한다든지, 쇼핑을 가서 필요로 한 것을 사 오고, 가사 등 일을 준비하여 예정대로 해내고, 집을 지켜 주다가 전언을 정확하게 전해 주는 등 순서에 맞게 일을 처리해 나가는 작업이 순조롭게 이루어지지 않고 중도에 끊겨 수행할 수 없게 된다.

인지능력이 저하되었다고 해서 모든 것을 할 수 없는 것이 아니라는 점을 간과해서는 안 된다. 여타의 장애와 마찬가지로 능력이 결핍되거나 장애를 받는 부분에 대한 지원이 이루어지면 치매라고 하여도 할 수 있는 일들이 적지 않다. 따라서 이러한 부분을 이해하고 그 부분에 대한 지원을 해 주기 위한 노력을 기울일 필요가 있다. 예를 들면, 조리법을 생각하거나 요리를 병행해서 하지는 못하더라도 누군가가 곁에서 도와주면 한 동작 한 동작으로 이루어지는 요리는 가능하다. 실제로 경중도의 치매 어르신과 도우미가 함께 생활을 영위하고 있는 그룹홈이 좋은 예가 될 수 있다. 그룹홈에서 생활하는 경중도의 치매 어르신들은 가능한 자신들의 능력을 최대한 활용하면서 도우미로부터 결여된 부분의 도움만을 받으면서 생활을 해나아가고 있다. 이와 같은 일은 가정에서 가족의 지원에 있어서도 마찬가지라 하겠다.

(6) 감정 표현의 장애

치매에 걸린 사람들이 예측할 수 없는 반응과 감정을 보여주어 주변 사람들을 어리둥절하게 만드는 경우가 적지 않다. 이는 기억장애 및 지남력장애 때문에 주위로부터의 자극이나 정보에 대하여 올바른 해석을 하지 못하기 때문이다.

치매증상을 가장 먼저 느끼는 것은 다름 아닌 당사자 자신이다. 요리나 세탁과 같은 가사처럼 수십 년을 어떤 어려움도 없이 해 오던 일들에 어려움이나 두려움을 느끼거나 건망증에 의한 실수가 점진적으로 늘어 감으로써 나름대로 뭔가 이상하다고 느끼기 시작하게 된다. 일반 사람이라도 건망증이 반복되면 불안을 느끼게 된다. 이런 상황에 대한 수용 태도는 자신이 치매에 걸렸다는 사실을 수용하지 못하고 병원에 가기를 거부하거나 주위 사람들이 자신을 모함하고 있다는 등 망상적이 되거나 우울증세를 보이는 경우까지 있어 가족을 어려움에 빠뜨리기도 한다. 사람마다 다르지만, 특히 치매 상태에 있는 사람은 누구보다 두려움과 괴로움, 슬픔을 느끼기에 치매이니까 본인은 모를 것이라는 생각은 잘못된 것이다.

다른 사안에 관해서는 아직 나름대로의 판단력이나 이해력을 가지고 있음에도 유달리 자신의 건망증에 관해서만 과민반응을 보이는 이유는 자신이 치매에 걸렸다는 사실에 대한 울분과 슬픔 그리고 불안에서 자신의 마음을 지키기 위한 자위본능 같은 것이다. 주위 사람들에게 요구되는 것은 치매에 걸린 사람들의 숨겨진 슬픔의 표현임을 이해해 주는 것이다.

2) 주변 증상

최근 BPSD(Behavioral and Psychological Symptoms of Dementia)로 부르며, 행동심리학적 증후의 의미를 나타내는 **주변 증상**은 치매환자에게 자주 나타나는 지각, 사고 내용, 기분 혹은 행동 장애에 의한 증상으로 정의되고 있다. 중심 증상에 의해서 수반되는 증상을 말하는 것으로 많은 치매환자에게 보이는 증상이기는 하지만, 중심 증상만 나타나고 주변 증상은 나타나지 않는 사람도 있어서 반드시 모든 사람에게 나타나는 것은 아니다. 이와 같은 주변 증상은 매우 다양한 것으로 알려져 있다. 주요 증상으로는 우울증, 망상, 환각, 불면증 등의 정신 면에서의 증상과 배회, 같은 질문과 행동의 반복, 돌봄에 대한 저항, 폭언 및 폭력 등의 행동 면에서의 증상으로 나눌 수 있다. 이러한 주된 주변 증상은 다음과 같다.

(1) 정신 면의 증상

① 우울

우울한 경우 기억력, 집중력, 주의력 등의 인지기능이 저하될 수 있다. 집중력과 기억력 저하는 우울증에서 흔히 동반되는 증상으로, 주요우울장애의 진단기준에도 포함된다.

우울상태란 기분이 상쾌하지 못하고 풀이 죽어 비관적인 상태를 말한다. 생기나 의욕이 없으며, 취미나 오락에도 흥미를 느끼지 못하며, 무엇인가를 하고 싶은 마음이 들지 않는다. 비관적인 상태가 되지 않더라도 몸가짐에 무신경해지고, 신문이나 텔레비전을 보지 않게 되기도 하며, 타인과의 대화가 적어지며, 식욕이 저하되는 등의 변화가 나타나는 경우도 있다. 즉, 무가치감, 죄책감과 같은 느낌으로 채워질 수 있다.

우울한 환자는 일상에서의 사소한 일들을 잘못 해석하고, 자신의 책임이 아닌 일에도 책임감을 느낀다. 이는 때때로 망상적인 수준까지 발전하기도 하는데, 과도한 걱정이나 불안이

동반되고 죄책감을 악화시킬 수 있다. 그러나 주관적인 인지기능 저하가 객관적인 평가와 항상 일치하는 것은 아니다. 우울증에서는 실제보다 더 부정적으로 인지하기 때문이다. 치매인지 걱정이 되어 검사를 원하는 경우라 하더라도 우울증이 동반된 경우 우울증 치료를 우선적으로 하게 되며, 우울증 치료를 받아 기분이 좋아지게 되면 인지기능은 보통 호전된다.

② 망상

피해망상은 지나가던 사람들이 나를 빤히 쳐다본다, 정부에서 감시자를 보내 나의 일거수일투족을 지켜보고 있는 게 틀림없다, 없어지지 않은 지갑이나 통장이 없어졌다, 들지 않은 도둑이 들었다고 하는 등의 증상으로 치매환자에게서 자주 볼 수 있다. 어떤 사안에 대하여 주위로부터 사실과 다르다고 지적을 받아도 고치지 못하는 확신상태에 이른다.

치매의 경우는 특히 기억장애가 원인이 되어 소중한 것을 보관해 둔 장소나 약속 등을 잊어버려도 자신의 건망증에 의한 것이라는 자각이 없기 때문에 타인이 훔쳐 갔다는 사고의 장애로 발전한다. 이런 증상에 곤란을 겪는 것은 환자를 돌보아 주는 가족이나 돌보미가 된다. 물건을 도둑맞았다는 피해망상 외에도 식사를 주지 않는다든가 자신을 집에서 내쫓으려

한다는 등의 피해망상, 배우자가 바람을 피운다는 등의 질투
및 부정망상을 보이는 경우도 있다.

③ 환각

실제로 나지 않는 소리가 들리는 증상은 환청이라 한다. 환
청에는 여러 가지 종류가 있는데, 가볍게 귓가에서 속삭이는
소리가 들리는 정도에서 자신의 험담 등이 귀에서 들리는 대
화형도 있고, 자신의 생각이나 행동을 그대로 말로 표현하는
경우도 있다.

이와 같이 환각은 존재하지 않음에도 있다고 착각하고 있는
상태를 말하는 것으로 치매의 주변 증상의 하나이다.

④ 수면장애

수면장애는 거의 모든 정신과 질환에서 보이는 것으로, 치매
환자에게도 자주 보여 가장 많이 나타나는 주변 증상이라 할
수 있다. 자신이 수면장애를 호소하는 경우도 있고, 집 안이나
시설 내에서 한밤중에 일어나 배회하거나 자주 화장실에 가는
등의 객관적인 관찰에서도 불면상태를 확인할 수 있다. 개중
에는 충분한 수면을 취했음에도 불구하고 본인 자신이 불면을
호소하는 경우도 있다. 이런 경우에는 불면에 대한 과도한 집

착이 증상으로 발전하기도 한다. 낮잠을 자는 탓에 밤에 자지 못하는 경우도 있기에 상태의 파악은 일상생활 전반의 리듬에 주의를 기울일 필요가 있다.

⑤ 불안 및 초조

불안감이나 초조감은 핵심증상 및 다른 증상에 의해서 초래되는 경우가 많다. 기억장애나 지남력장애로 인하여 환자 자신이 현재 있는 곳이나 상황이 애매한 상태이면 불안한 기분이 된다. 잊어버릴지도 모르겠다, 틀릴지도 모르겠다 등의 불안의 대상이 존재하는 경우와 대상은 명확하지 않지만 항상 막연하게 불안해하는 경우가 있다. 안절부절못하면서 배회하거나 작은 일에도 동요하는 등의 모습을 보고 불안한 상태임을 판단할 수도 있다. 이런 불안감이 심화되면서 초조감이 되고 흥분 및 분노를 보이는 경우도 있다.

⑥ 섬망

섬망(譫妄, delirium)은 의식장애의 하나로 치매환자 외에도 고령자이면 신체질환이나 환경 변화 등으로 인해서 섬망을 일으킬 가능성이 있다. 또한 약물이 원인이 되어 섬망이 나타날 수도 있고, 수술 전후에 나타나기도 한다. 섬망상태는 가벼운 의식장애에 정신운동 흥분이 더해진 것이다. 섬망은 급격하게 발현하며, 섬망상태에 있는 환자는 외견상 깨어 있는 듯하게 보이는 것이 특징이기도 하다.

증상은 환시 및 망상, 큰 소리를 지르거나 안절부절못하고 계속 움직이며, 폭력상태를 보이기도 하고, 혼잣말을 하거나 무엇인가 일을 하는 듯한 동작을 하기도 한다. 말을 걸면 대답하는 경우도 있는 등 깨어 있는 상태와 같아 보인다. 그러나 이야기의 내용이 맞지 않는 혼란상태이며, 환각을 동반하거나 끝없이 몸을 움직이거나 배회하며 격렬한 흥분을 동반하고 난폭성을 드러내기도 한다. 섬망의 여러 증상 가운데 치매의 주변 증상으로 나타나는 것이 집중력 저하와 함께 최근의 일을 잘 잊어버리고 자신이 어디에 있는지도 잘 알지 못하는 지남력장애 증상을 들 수 있다.

치매환자가 섬망상태가 되는 것은 드물지 않다. 증상은 일반적으로 짧게는 수 시간에서 길게는 수일간 계속되는 경우도 있다.

(2) 행동 면의 증상

① 배회

국내 치매환자의 실종자 수가 1만 명에 육박하는 것으로 나타났다. 그러나 치매환자의 조기발견과 귀가를 도울 수 있는 인식표 등의 보급률은 전체 치매환자 수 대비 2.4%에 그쳐 이에 대한 적극적인 홍보와 관리대책이 필요하다는 지적이다.

중앙치매센터에 따르면, 연간 국내 치매환자의 실종자 수는 2010년 6,596명에서 2015년 9,869명으로 1.5배가 증가한 것으로 나타났다. 65세 이상 치매환자 수 대비 실종자 비율은 1.4%를 기록하고 있다.

치매환자의 조기발견과 귀가를 도울 수 있는 **치매환자 인식표** 보급률은 전체 치매환자 수의 2.4%에 불과한 것으로 파악되고 있다. 중앙치매센터는 실종치매노인지원사업의 일환으로 2012년부터 실종이 염려되는 노인들에게 인식표를 제작, 보급하는 사업을 진행하고 있다. 하지만 2016년 기준 치매환자 인식표 보급 건수는 전국 1만 6,442건에 그치고 있다. 전체 치매환자 수(68만 5,739명)와 비교해 인식표를 받은 사람의 숫자가 3%에도 못 미친다.

정부는 치매노인 실종을 예방하기 위해 인식표 배부와 더불어 사전지문등록제도, 배회감지기 보급 등의 사업을 실시하고 있으나 이를 활용하는 사람들의 비율은 많지 않다. 의료계 관계자는 "지역별 보건소, 경찰청 등에서 인식표 배부 운동을 벌이고 있으나 잘 알려지지 않고 있는 것이 사실"이라며 "기관별 협력과 중앙정부 차원의 강도 높은 홍보활동을 통해 치매환자와 보호자가 실질적인 도움을 받을 수 있도록 해야 한다."고 조언하였다.

시설에 있든 자택에 있든 돌보는 사람이 잠시라도 시선을 떼면 위험한 상황에 많이 놓이는 경우가 배회이다. 실제로 일본에서는 치매 고령자가 배회하다가 건널목에서 열차에 치이는 사고도 있었다. 이런 경우에는 가족에게 책임을 물을 수도 있기에 가족으로서는 항상 긴장하지 않을 수 없다. 집 안이나 시설 안에서조차 끊임없이 여기저기 왔다 갔다 하는 경우가 많다. 이와 같이 배회는 사고를 당할 위험성과 본인에게 있어서 체력 소모를 가져올 수 있기에 신경을 써야 한다.

최근에는 이와 같은 배회로 인한 예방을 위해 감지기를 부착해 주기도 한다. 배회하는 습관이 있는 치매환자가 침대에서 이탈하려고 할 때 관리자에게 감지신호를 보내 배회나 낙상위험을 사전에 예방하기 위한 것이다. 필자의 부친도 배회하는 습관이 있어 일본 시설에서 감지기를 부착하고는 있었지만 결국 낙상하였고, 그로 인한 골절로 와상상태에 놓이게 된 경험이 있다.

배회 외에도 행동 면에서의 특징으로는 문을 열었다 닫았다 하는 행동, 같은 내용을 되풀이해서 묻는 행동, 같은 특정 행동의 반복 그리고 폭언 및 폭력, 목욕 등을 거부하거나 소리를 지르면서 돌봄을 거부한다거나 뿌리치는 행동, 음식 이외의 것을 먹으려 하거나 불결한 행위 등을 예로 들 수 있다.

② 인격의 변화

치매환자는 정상이었을 때와 비교하여 마치 다른 사람으로 보일 정도로 언행을 하는 경우가 있다. 매너 좋고 성실했던 사람이 갑자기 돌변하여 격해지거나 어린아이처럼 언행을 하기도 하는 등 극단적인 변화를 보이는 경우가 있다. 타인 앞에서 상황에 전혀 맞지 않는 발언을 하거나 갑자기 옷을 벗는 등 일탈행동을 하는 경우도 있다. 이 행동들은 인지기능의 장애로 판단이 어렵기 때문만이 아니라 치매로 인한 인격의 변화에 의한 것이기도 하다.

치매에 있어서 **인격의 변화**는 탈억제로 표현할 수 있는 행동이며, 이른바 조심성이 없어졌다고 주위 사람이 느끼게 되는 변화를 말한다. 주위 사람들에 대한 배려가 결여되고 자기중심적이고 합리적이지 못한 언행을 한다. 치매는 뇌의 전두엽과 측두엽의 위축으로 인한 조로증을 보이는 질환으로 지능 · 판단력 · 기억력이 지속적으로 쇠퇴하고, 자극에 대한 과민성이 증가하며 부적절한 행동, 우울증, 편집증 등이 나타나는 피크병에서는 사회적 규율을 무시하는 행동의 변화가 병의 초기부터 나타나기 쉽다.

5. 치매증상의 진행 형태

중심 증상과 주변 증상으로 크게 나뉘는 치매증상에서 실제로 다양한 요인이 관계되어 있는 경우도 많다. 치매증상의 예를 들면 계산을 정확하게 한다든지, 다리미질을 정상적으로 해내는 등의 인지기능 가운데 정상으로 유지되고 있는 영역과 장애가 뚜렷한 영역이 보이는 경우도 있다.

혈관성 치매에서는 이와 같은 경향이 있는 것으로 알려져 있으며, 증상이 일정하지 않기 때문에 일본에서는 '성김 치매(치매의 초기에 나타나는 증상의 일종으로 일반적인 치매와 같이 전체적인 기능의 저하가 아닌 특정한 기능의 저하 상태를 보이며 다른 기능은 일반인과 다르지 않은 상태를 일컬음.)'라고 부르기도 한다.

한편, **알츠하이머형 치매**에서는 전반에 걸쳐 기능장애가 나타나기 때문에 전반적 치매라고 부르기도 한다.

치매는 증상이 나타나기 시작하여 본인 및 주위 사람이 그것을 느끼기 시작하는 초기와 증상이 현저하게 진행되는 중기, 증상이 가장 무거워지는 말기로 진행된다. 증상의 진행은 일정하지 않으며, 빠른 경우와 서서히 진행되는 경우가 있는 가운데 알츠하이머형의 경우는 평균적으로 발병에서 말기까지 8년 정도 걸리는 것으로 나와 있다.

1) 초기 증상

병의 초기에는 약속 날짜나 장소 또는 내용을 기억하지 못하고, 약을 이미 복용했음에도 먹었는지 안 먹었는지를 잊고 다시 먹는다거나, 가게에서 값을 지불하지도 않고 물건을 가지고 나오는 등의 기억장애 및 지남력장애에 의한 증상이 두드러지는 일이 많다. 치매는 건물이나 지형이 약간만 바뀌어도 다른 기억이나 판단을 활용하는 임기응변력이 떨어져 쉽게 혼란에 빠지기도 한다.

또한 새로운 기억 및 최근의 기억일수록 장애를 받기 쉬워

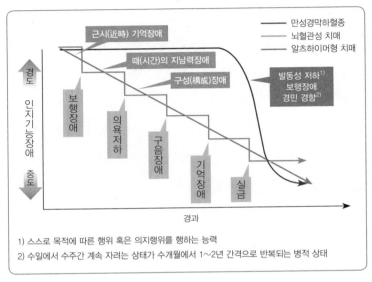

図

만성경막하혈종
뇌혈관성 치매
알츠하이머형 치매

근시(近時) 기억장애

때(시간)의 지남력장애

구성(構成)장애

발동성 저하[1]
보행장애
경민 경향[2]

경도

인지기능장애

중도

보행장애

의욕저하

구음장애

기억장애

실금

경과

1) 스스로 목적에 따른 행위 혹은 의지행위를 행하는 능력
2) 수일에서 수주간 계속 자려는 상태가 수개월에서 1~2년 간격으로 반복되는 병적 상태

[그림 2-4] **치매의 발병 진행 과정**

출처: 池田学(2009). 高次脳機能研究, 29, 222-228.

자신이 기억하지 못한 데 대한 수용을 하지 못하여 타인으로
부터 지적을 받으면 오히려 화를 내는 등 주위 사람과 마찰을
빚기도 한다.

2) 중기 증상

치매증상이 진행되면 일반적인 대화에서 명확한 상황 설
명이나 명칭을 떠올려 활용하지 못하게 된다. 가사 및 사회

생활에서도 증상이 나타나기 시작한다. 이전에 해 오던 일을 하지 못하게 되기 때문에 가전제품의 사용법뿐만 아니라 일상에서 익숙해 있었던 리모컨이나 인터폰 등의 사용법 등을 잊어버려서 원활히 사용하지 못하는 수단적 일상생활 동작 (Instrumental Activities of Daily Living: IADL)에 지장이 나타나기 시작한다.

평상시에는 일상적으로 해 오던 일들과 동시에 진행해 오던 일들이 곤란하게 되기도 하는데, 부엌에서 조리를 하면서 세탁물을 정리한다든지의 일을 하다가 조리하고 있던 것을 잊어버리는 등의 사례를 흔히 들 수 있다. 순서대로 일을 처리하지 못하거나 메모해 두었다는 것 자체를 잊어버리기도 한다. 셔츠를 바지 입듯이 입으려 한다거나 지퍼나 단추를 평상시처럼 열지 못해서 힘으로 떼어 내려 하기도 한다. 또한 자신의 몸단장을 신경 쓰지 않고 목욕 시에 몸을 씻지 못하거나 목욕 후에 제대로 물기를 닦지도 않고 옷을 입으려 하는 등 신체적인 면에 있어서 일상생활 능력 전반에 걸쳐 도움이 필요한 정도가 나타난다.

3) 말기 증상(중증 치매)

말기에 이르러 치매가 중증 상태에 이르면 기억장애, 실어·실인·실행, 지남력장애, 수행능력장애 등과 같은 중심 증상이 더욱 악화된다. 기억장애는 최근의 일뿐만 아니라 과거의 기억까지 저하가 심화되어 배우자 및 가족에 관한 기억까지 장애를 받게 된다. 이 증상까지 이르게 되면 가족의 충격도 적지 않음을 어렵지 않게 들을 수 있다. 필자가 한국이나 일본의 많은 노인시설을 방문하였을 때 가족이 가장 슬퍼하는 부분이 이 부분이기도 하다. 친구 등의 지인뿐만 아니라 심지어 자신의 배우자 및 자녀와 손자나 손녀 등을 알아보지 못하고 타인을 대하듯 하는 경우를 가족이 경험할 때의 슬픔을 충분히 헤아릴 수 있다. 이렇듯 중증 상태에 이르면 일반적인 대화는 물론 혼자서는 목적에 맞는 행동을 하지 못하게 된다.

또한 우울증, 망상, 환각, 불면증 등의 정신 면에서의 증상과 배회, 같은 질문과 행동의 반복, 돌봄에 대한 저항, 폭언 및 폭력 등의 행동 면에서의 주변 증상도 심화되어 하루 종일 배회한다든지 이유 없이 고성을 지르기도 하여 항상 누군가가 지켜봐 주어야 하는 상황이 된다.

이와 같이 중증의 말기에 이르게 되면 식사를 제공해도 혼자서는 먹을 수 없거나 변기가 있음에도 변기에 배설을 하지 않고 쓰레기통에 용무를 보거나 배설물을 만지기도 한다. 최고조에 이르면 무언상태가 되거나 보행 및 자세의 유지 그리고 음식물을 넘기는 일조차도 어려운 상태가 되어 와상상태에서 모든 것을 타인이 도와주어야 하는 상황에 이르게 된다.

배회감지기(GPS 위치추적기) 서비스

배회감지기 서비스는 치매증상 어르신의 실종예방을 위해 GPS와 통신을 이용하여 가족이나 보호자에게 치매증상 어르신의 위치를 알려 주는 서비스이다. 2013년 7월 1일부터는 배회감지기를 노인장기요양 복지용구 급여 품목으로 대여하여 이용할 수 있다.

복지용구 중 배회감지기를 장기요양급여 혜택을 통해 대여받으려면 장기요양인정신청을 해서 요양등급(1~3등급) 판정을 받아야 하며, 장기요양 재가급여 이용자로 치매증상이 있거나 배회 또는 길잃기 등 문제행동을 보이는 사람으로서 완전 와상상태는 해당되지 않는다.

이용 신청은 건강보험공단 지사에 복지용구 급여대상 여부를 확인한 후 복지용구사업소를 통하여 신청하면 된다. 아울러 요양등급 판정을 받은 사람이 배회감지기를 대여하는 경우 본인부담률 15%를 부담하여야 한다.

6. 인지기능의 진단 및 검사

1) 치매의 진단

『ICD-10』 및 『DSM-5』로 대표되는 치매의 정의를 보면, '일상생활 및 사회생활에 대한 지장'으로 한정되어 있기에 개개인의 생활양식이나 직업에 따라 지장을 초래하는지 아닌지에도 유의할 필요가 있음을 지적하는 전문가도 있다. 임상전문가의 치매에 대한 진단방법으로는 문진표, 진찰, 임상검사 등을 활용한다.

문진표는 가족용 및 본인용으로 나누어 기재하도록 함으로써 관련 질병에 관한 지식의 유무도 알 수 있다.

치매와 관련된 진찰은 불안을 가지고 진찰받는 경우가 많기에 그러한 불안을 경감시켜 주는 배려가 필요하다. 진찰에 있어서 중요한 것은 증세가 나타나는 양식인데, 갑자기 증세가 나타난 치매증상 및 마비·실어 등을 동반하는 치매증상은 뇌혈관 장애의 가능성이 높아 빠른 단계에서 MRI 등의 검사를 할 필요가 있다. 이러한 증세의 경우에는 긴급하게 진찰받을 필요가 있다.

임상검사로는 신경심리학적 검사, 혈액검사, MRI, 핵의학검사, 뇌파 등 다양한 검사방법이 있다. 일반적으로 많이 알려진 임상검사 방법 가운데 인지기능의 검사방법으로는 MMSE(Mini-Mental State Examination)와 알츠하이머형 치매 검사인 ADAS(Alzheimer's Disease Assessment Scale) 등이 잘 알려져 있다.

혈액검사에서는 일반 생화학 검사, 혈액학적 검사에 더하여 비타민B_1결핍증, 엽산결핍, 갑상선기능저하증 등을 검사한다. 당뇨병 등 생활습관병은 치매의 위험인자이기에 일상생활에 있어서 간과해서는 안 된다.

또한 일반인들도 귀에 익숙한 MRI에 의한 진단에서는 뇌경색, 뇌출혈, 뇌종양, 수두증 등의 진단을 하게 되는데, 특히 갑작스러운 인지기능의 장애에서는 경미한 뇌경색의 가능성을 의심할 수 있다.

MRI 외에도 해마 위축 평가에 유용한 것으로 알려진 화상해석 소프트 VSRAD®(Voxel-based Specific Regional analysis system for Alzheimer's Disease) 등도 있다.

이들 검사방법 외에도 임상검사에는 뇌혈류 검사가 치매의 감별에 유용한 것으로 인정받는 핵의학과 치매의 조기 진단에 유용한 것으로 평가받는 뇌파검사 등도 있다.

이상은 임상에 있어서 치매와 관련된 진단을 위한 검사방법을 요약한 것이다.

한편, 일반적으로 치매의 유무를 진단하기 위한 방법으로는 인지기능을 평가하는 척도를 시작으로 일상생활동작(Activities of Daily Living: ADL)을 평가하는 척도, 행동장애 및 정신증상을 평가하는 척도 등 다양한 검사 및 평가도구가 있다. 이러한 평가도구의 적절한 활용이 치매환자의 초기 발견이나 예방 및 치료에 있어 효과를 얻을 수 있다.

인지기능에 관한 검사란 기억력, 사고력, 지남력, 이해력, 계산력, 언어구사력 및 판단력 등을 포함한 광범위한 영역의 지적 과정을 나타낸다. 이러한 인지기능 상태를 평가하기 위한 검사방법으로 크게 나누어 질문식과 행동관찰식이 있다.

2) 질문식 검사와 행동관찰식 검사

(1) 질문식 검사

질문식 인지기능검사는 대상자가 시력이나 청력 등의 감각기능장애가 있는 경우 혹은 마비 등의 운동기능의 장애가 있는 경우에는 검사가 어렵기도 하고 일부에 국한되기도 한다. 그러나 신경심리학적 검사 및 스크리닝 검사의 경우 질문식 검사를 활용한다. 이러한 **질문식 검사**는 독거노인이나 자신이 직접 검사를 원하는 피검자를 위하여 일상생활 및 최근 경험한 일에 대한 가족 등 주변 사람들의 정보가 없을 때 검사대상자를 직접 대면하여 인지기능을 검사한다.

　프랑스의 심리학자 알프레드 비네(Alfred Binet)가 자신의 두 딸의 성장과정을 관찰하면서 연령별로 아이들의 지적 능력의 발달과정에 관한 연구를 시작하였고, 여기에 동료 사이먼(Simon)이 참여하여 1911년 학교에서 교육을 받은 아이와 그렇지 못한 아이를 구분할 수 있는, 두 사람의 이름을 따서 비네-사이먼이라고 명명된 검사도구를 발표하였다. 이것이 최초의 지적능력검사, 즉 지능검사라고 할 수 있다. 이와 같이 최초의 지적능력검사는 정상교육과 특수교육을 받을 아이들을 구분하기 위한 것이었다. 이후 스탠퍼드 대학교의 프레드 터먼(Fred Terman) 교수가 자국 문화에 맞게 개발한 스탠퍼드-비네 검사가 있었고, 또한 우리도 어릴 적 경험한 적이 있을지도 모를 데이비드 웩슬러(David Wechsler)의 지능검사 등이 계속해서 개발되었다. 현재 가장 많이 이용되고 있는 대표적인 성인용 지능검사는 웩슬러의 성인지능검사(WAIS)인데, 가장 최신의 개정판(WAIS-IV)은 각각 언어 이해(VCI), 지각 추리(PRI), 작업 기억(WMI), 처리 속도(PSI)의 네 가지 요소로 구성되어 있으며, 전 검사IQ를 산출해 준다. 본격적인 치매검사로는 적합하지 않지만 초로기 및 조기의 치매가 의심되는 사람에게 이용되는 경우가 있다. 연구에 따라서 약간의 차이가 있지만 각 연령에 있어서 평균적 IQ는 90~109 사이에 약 절반 정도, IQ 80~119 사이에 80% 정도가 분포하고 있는 것으로 보고한 연구가 있다.

또한 언어성 요소에서는 나타나기 어려운 인지기능장애의 검출이 가능하고, 교육력의 영향도 많이 받지 않으며, 공간구성능력을 조사하는 데는 도움이 되지만 지능검사에 있어서는 한정된 인지기능만 검사하고 있다고 볼 수 있는 코스(Koh, S. C.) 입방체 조립테스트[BD테스트(Block Design Test)로도 불림]도 있다.

이와 같이 기존의 검사도구가 치매를 정확하게 평가하기에 곤란한 점 등이 있어 기억장애 등에 초점을 두어 여러 인지기능을 조합한 스크리닝 검사들이 개발되고 있다. 최근에 가장 일반화되어 사용되고 있는 것 가운데 하나가 MMSE이다. 이것은 국제적으로 알츠하이머형 치매의 스크리닝 검사로 가장 널리 사용되고 있다. 검사항목으로는 시간과 장소에 관한 지남력, 주의력과 계산, 단어의 지연재생, 물품의 호칭, 단문의 복창, 지시, 문장 이해 및 구성, 도형묘사로 구성된다. 검사결과는 점수화되는데, 알츠하이머형 치매의 감별력이 가장 높은 것으로 평가받고 있으며, 30점 만점에 23점 이하는 치매를 의심하게 된다.

(2) 행동관찰식 검사

대상자의 지적 기능의 단계를 언어 및 행동, 작업수행능력 등 일상생활의 관찰을 통하여 평가하려는 행동관찰식 평가는 대상자 본인의 협력을 얻을 수 없거나 질문식 평가를 실시할 수 없을 때 유익한 검사방법이다.

행동관찰식 검사방법은 대상자의 일상생활을 면밀히 관찰하는 것이 중요한데, 이를 위해서는 대상자의 가족이나 시설 종사자와 같은 돌봄자들로부터 정확한 정보를 획득하는 것이 중요하다. 하지만 이러한 돌봄자들의 정보가 당사자와의 미묘한 관계 등의 영향으로 모두 정확하지 않을 수 있음에 주의할 필요가 있다. 그러기에 대상자의 일과에서부터 행동범위, 대인관계, 취미 및 관심사 등 일상생활 전반에 걸쳐 정보제공자로부터 상세하게 듣는 작업이 필요하다. 관찰식 평가를 위해서는 다양한 요소를 간파하고 고려할 수 있는 능력이 요구되기에 면접 및 문진에 관련된 지식을 충분히 훈련하여 습득해 둘 필요가 있다.

현재 국제적으로 폭넓게 사용되고 있는 것은 CDR(Clinical Dementia Rating) 척도인데, 대상자의 일상생활을 충분히 파악하고 있는 가족 등으로부터 획득한 정확한 정보에 근거하여 기억, 지남력, 판단력과 문제해결, 사회적응, 가정 상황 및 취미, 케어 상황의 여섯 가지 항목에 관하여 '장애 없음'부터 '고도 장애'까지의 5단계 평가를 하도록 되어 있다. 종합해서 얻어진 CDR 점수가 0이면 건강, 0.5이면 명확하게 치매라고는 할 수는 없지만 건강하다고도 할 수 없는 경우로 판단한다. 즉, 이 판정을 받은 사람들의 경우는 조기 치매, 혹은 최근에 관심이 높은 경도인지장애(Mild Cognitive Impairment: MCI) 그리고 우울상태라고 생각되는 대상들이 포함된다고 보고 있다. CDR 점수가 3이면 고도 치매로 평가하게 된다.

또한 케어를 제공하는 사람들을 위하여 배리 라이스버그(Barry Reisberg)가 개발한 GDS(Global Deterioration Scale)가 있다. 이 측정도구는 주로 기억력과 일상생활동작(ADL)에 초점이 맞추어진 평가척도이다. 이 척도는 치매가 의심되는 환자나 치매로 진행된 환자의 임상 양상 및 정도를 〈표 2-4〉에서 보여 주듯 GDS1(인지장애 없음)에서 GDS7(후기 중증의 인지장애)까지 7단계로 평가하도록 되어 있는데, 이 GDS에 관해서는 한국어판이 연구자들에 의해서 개발되어 통용되고 있

표 2-3 임상치매척도(CDR)

	건강(CDR 0)	치매 의심(CDR 0.5)	경도 치매(CDR 1)	중등도 치매(CDR 2)	고도 치매(CDR 3)
기억	• 기억장애에 없음 • 가끔 약간의 건망증	• 일관된 경미한 건망증 • 일어난 일을 부분적으로 기억해 내는 상 성건망	• 중등도 기억장애, 특히 최근의 일에 대한 것 • 일상생활에 지장	• 중도(重度) 기억장애 • 고도로 기억했던 학습은 유지, 새로운 것은 곧 잊어버림	• 중도(重度) 기억장애 • 단편적 기억만 잔존
지남력	• 지남력장애에 없음	• 지남력장애에 없음	• 시간에 대한 장애가 있고, 검사에서는 장소와 인물에 지남력 없음. 그러나 가끔 지리적 혼동이 있음	• 항상 시간에 관한 건 당식, 때때로 장소를 잊어버리는 지남력	• 인물에 대한 지남력만 있음
판단력과 문제해결	• 적절한 판단력, 문제 해결	• 문제해결능력 장애가 의심됨	• 복잡한 문제해결에 관한 중등도의 장애 • 사회적 판단력은 유지	• 중도의 문제해결능력 장애 • 사회적 판단력 장애	• 판단 불능 • 문제해결불능
사회적응	• 일, 쇼핑, 사업, 금전 관리, 자원봉사 및 사회적 모임에서 보통의 자립된 기능	• 윗쪽 내용의 경도 장애 혹은 의심	• 윗쪽 내용의 몇 가지에 관계하고 있어도 자립된 기능을 해내지 못함	• 가정 외(일반사회)에서는 독립된 기능을 해내지 못함	• 윗쪽 내용과 동일
가정 상황 및 취미	• 집에서의 생활취미, 지적 관심이 유지되고 있음	• 윗쪽 내용과 같거나 약간의 관심	• 경도의 가정생활 장애 • 복잡한 가사는 장애 • 고도의 취미, 관심의 상실	• 단순한 가사만 한정 된 관심	• 가정 내 부적응
케어 상황	• 자립, 완전함	• 자립, 완전함	• 때때로 격려 필요	• 착의, 위생관리 등 신 변의 일에 도움 필요	• 일상생활에 충분한 도움을 필요로 함 • 가끔 실금

출처: Hughes, C. P., et al. (1982). A new clinical scale for the staging of dementia. pp. 566-572.

다. GDS와 CDR과의 차이점 및 장점을 비교해 보면 다음과 같다.

첫째, GDS는 CDR에 비해서 각 단계의 인지장애 정도를 구체적인 예를 들어 기술하고 있어 검사자가 어느 단계인지를 쉽게 판단할 수 있다.

둘째, CDR은 기억력, 지남력, 판단력과 문제해결 능력, 사회활동, 집안생활과 취미 그리고 위생 및 몸치장의 여섯 가지 세부 항목을 각각 먼저 평가하도록 구성되어 있어 긴 시간이 소요되는 데 비해서, GDS는 서술되어 있는 예들을 확인하며 전체적으로 판단하므로 시간이 덜 소요된다.

셋째, GDS는 치매 치료제의 임상 시험이나 치매의 초기 진단에 유용한 검사도구로 활용될 수 있다.

이 GDS는 시간에 따른 환자의 변화를 용이하게 파악할 수 있어서 치료의 경과나 예후를 평가하는 데 유용하게 사용할 수 있다.

표 2-4 한국판 Global Deterioration Scale(GDS)

단계		내용
1 = □	인지장애 없음	**임상적으로 정상** 주관적으로 기억장애를 호소하지 않음. 임상 면담에서도 기억장애가 나타나지 않음.
2 = □	매우 경미한 인지장애	**건망증의 시기** 주관적으로 다음과 같은 기억장애를 주로 호소함: (1) 물건을 둔 곳을 잊음. (2) 전부터 잘 알고 있던 사람 이름 또는 물건 이름이 생각나지 않음. 임상 면담에서 기억장애의 객관적인 증거는 없음. 직장이나 사회생활에 문제 없음. 이러한 자신의 증상에 적절한 관심을 보임.
3 = □	경미한 인지장애	**기억장애가 드러남** 새로이 소개를 받은 사람의 이름을 기억하기 어려울 수 있음. 책을 읽어도 예전에 비하여 기억하는 내용이 적을 수 있음. 단어나 이름이 금방 떠오르지 않는 것을 주위에서 알아차리기도 함. 귀중품을 엉뚱한 곳에 두거나 잃어버린 적이 있을 수 있음. 낯선 곳에서 길을 잃은 적이 있을 수 있음. 임상검사에서는 집중력의 감퇴가 보일 수 있음. 직업이나 사회생활에서 수행능력이 감퇴함. 동료가 환자의 일 수행능력이 떨어짐을 느낌. 환자는 이와 같은 사실을 부인할 수 있음. 경하거나 중등도의 불안증이 동반될 수 있음. 현재 상태로는 더 이상 해결할 수 없는 힘든 사회적 요구에 직면하면 불안증이 증가됨.

6. 인지기능의 진단 및 검사

		후기 혼동의 시기
4 =□	중등도의 인지장애	자세한 임상 면담 결과 분명한 인지장애. 다음 영역에서 분명한 장애가 있음: (1) 자신의 최근 생활 사건과 최근 시사 문제들을 잘 기억하지 못함. (2) 자신의 중요한 과거사를 잊기도 함. (3) 순차적 빼기(예: 100-7, 93-7……)에서 집중력 장애가 관찰됨. (4) 혼자서 외출하는 것과 금전 관리에 지장이 있음. 그러나 대개 다음 영역에서는 장애가 없음. (1) 시간이나 사람에 대한 지남력. (2) 잘 아는 사람과 낯선 사람을 구분하는 것. (3) 익숙한 길 다니기. 더 이상 복잡한 일을 효율적이고 정확하게 수행할 수 없음. 자신의 문제를 부정하려고 함. 감정이 무디어지고 도전적인 상황을 피하려고 함.
5 =□	초기 중증의 인지장애	**초기 치매** 다른 사람의 도움 없이는 더 이상 지낼 수 없음. 자신의 현재 일상생활과 관련된 주요한 사항들을 기억하지 못함 (예를 들면, 집 주소나 전화번호, 손자와 같은 가까운 친지의 이름 또는 자신이 졸업한 학교의 이름을 기억하기 어려움). 시간(날짜, 요일, 계절 등)나 장소에 대한 지남력이 자주 상실됨. 교육을 받은 사람이 40에서 4씩 또는 20에서 2씩 거꾸로 빼 나가는 것을 하지 못하기도 함. 이 단계의 환자들은 대개 자신이나 타인에 관한 주요한 정보는 간직하고 있음. 자신의 이름을 알고 있고 대개 배우자와 자녀의 이름도 알고 있음. 화장실 사용이나 식사에 도움을 필요로 하지는 않으나 적절한 옷을 선택하거나 옷을 입는 데는 문제가 있을 수 있음(예를 들면, 신발을 좌우 바꾸어 신음).

6 = ㅁ	중증의 인지장애	**중기 치매** 환자가 전적으로 의존하고 있는 배우자의 이름을 종종 잊음. 최근의 사건들이나 경험들을 거의 기억하지 못함. 오래된 일은 일부 기억하기도 하나 매우 피상적임. 일반적으로 주변 상황, 연도, 계절을 알지 못함. '1~10' 또는 거꾸로 '10~1'까지 세는 데 어려움이 있을 수 있음. 일상생활에 상당한 도움을 필요로 함(예를 들면, 대소변 실수가 있음). 외출 시 도움이 필요하나 때때로 익숙한 곳에 혼자 가기도 함. 낮과 밤의 리듬이 자주 깨짐. 그러나 거의 항상 자신의 이름은 기억함. 잘 아는 사람과 낯선 사람을 대개 구분할 수 있음. 성격 및 감정의 변화가 나타나고 기복이 심함: (1) 망상적인 행동(예를 들면, 자신의 배우자가 부정하다고 믿음, 주위에 마치 사람이 있는 것처럼 얘기하거나 거울에 비친 자신과 얘기함) (2) 강박적 증상(예를 들면, 단순히 바닥을 쓸어 내는 행동을 반복함) (3) 불안증, 초조, 과거에 없었던 난폭한 행동이 나타남. (4) 무의지증, 즉 목적 있는 행동을 결정할 만큼 충분히 길게 생각할 수 없기 때문에 나타나는 의지의 상실.
7 = ㅁ	후기 중증의 인지장애	**말기 치매** 모든 언어 구사 능력이 상실됨. 흔히 말은 없고 단순히 알아들을 수 없는 소리만 냄. 요실금이 있고 화장실 사용과 식사에도 도움이 필요함. 기본적인 정신 운동 능력이 상실됨(예를 들면, 걷기). 뇌는 더 이상 신체에 무엇을 하라고 명령하는 것 같지 않음. 전반적인 피질성 또는 국소적 신경학적 징후나 증상들이 자주 나타남.

출처: 최성혜 외(2002). 한국판 Global Deterioration Scale의 타당도.

3) 개별 인지기능검사

치매는 종류에 따라 조기에 장애를 받는 인지기능의 영역이 달라지기 때문에 기억 및 시·공간성 인지, 전두엽 기능 등과 같이 구체적인 영역의 인지지능을 개별적으로 평가하는 인지기능검사가 이용되기도 한다. 개별적으로 인지기능을 평가하는 주요 검사방법으로는 뇌기질성 질환을 감별하기 위해 1945년에 벤톤(Benton, A.)에 의해 개발된 시각기명(視覺記銘)검사와 1938년에 벤더(Bender, L.)에 의해 작성된 알츠하이머형 치매에서 조기에 나타나는 시·공간성 인지장애를 검사하는 벤더 게슈탈트 검사(Bender Gestalt Test)가 있다.

또한 전두엽의 복잡한 기능(전두엽은 대뇌반구의 전방에 위치하며 기억력, 사고력, 추리, 계획, 운동, 감정, 문제해결 등 고등정신작용을 관장하며 다른 연합영역으로부터 들어오는 정보를 조정하고 행동을 조절하는 기능을 함)을 합리적으로 수행하기 위해 스스로 목표를 설정하고 계획을 세워 실제 행동을 효과적으로 수행하는 것을 수행 기능으로 평가하는 경우가 많다. 이와 같이 '수행 기능'을 평가하는 데 대표적인 검사로 색과 모양을 활용한 위스콘신 카드분류 검사와 전두측두엽변성증을 진단 및 감별하는 검사로 많이 이용되는 언어유창성 검사(Word Fluency

Test), 전두엽 검사(Frontal Assessment Battery: FAB) 등이 있다. 특히, FAB의 검사항목은 개념화 과제를 시작으로 지적 유연성 과제, 행동 프로그램 과제, 반응 선택 과제, 억제 과제, 파악 행동 과제의 여섯 가지 과제로 구성되는데, 이들은 전두전야가 관여하는 것으로 알려져 있다.

이 외에도 알츠하이머형 치매와 관련해서 그 중증도를 ADL의 장애 정도에 따라서 분류 및 평가한 FAST(Functional Assessment Staging Tool)와 인지기능에 덧붙여 운동기능 및 주변 증상도 평가하고 있는 GBS(Gottfries, Brane, Steen 세 명의 개발자 이름의 머리글자) 등도 있다. 이 가운데 FAST는 알츠하이머형 치매를 정상적인 노화를 포함하여 7단계로 구분하고 있으며, 기간의 단계별 임상적 특징이 상세하게 기술되어 있다. 일상적인 임상에 있어서 알츠하이머형 치매의 중증도를 파악하는 데 유용한 수단이며, 치매의 경과가 이 척도와 명확하게 달랐을 경우에도 알츠하이머형 치매 이외의 질환을 의심하는 데 참고가 된다.

한편, GBS 척도는 인지기능에 관해서는 질문식으로 평가하고 그 외의 운동기능, 주변 증상은 관찰식으로 평가하는 이원식 평가 형식을 활용하고 있다. 그러나 이러한 평가방식으로 인한 평가자 간의 차이가 많은 점이 단점으로 꼽힌다.

4) 치매의 주변 증상 검사

BPSD란 기억장애, 지남력장애, 실어 · 실행 및 수행기능 장애 등의 인지기능장애를 중심 증상 혹은 중핵 증상으로, 치매로 인하여 나타나는 불안, 초조, 우울, 망상, 배회 등의 정신증상 및 행동장애를 나타내는 용어로 최근에 자주 사용된다. 이 BPSD의 다양한 검사도구가 공통적으로 안고 있는 과제는 어떤 행동을 행동장애 혹은 정신증상으로 볼 것인가 하는 것과 빈도의 분류 및 시간의 경과와 함께 평가할 수 있는 도구의 개발 등이다. 그런 가운데 치매환자에게 나타나는 망상, 환각, 흥분, 우울, 불안, 억제력의 상실, 이상행동 등을 포함한 관찰식 검사도구도 있는데, 커밍스(Jeffrey Cummings) 등에 의해서 개발된 치매환자를 위한 정신증상척도(Neuropsychiatric Inventory: NPI)가 그것이다.

치매 걱정 없는 건강장수를 위한 실천법
－치매예방을 위한 실천적 기초지식－

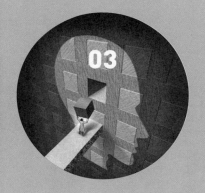

03

치매예방을 위한 실천

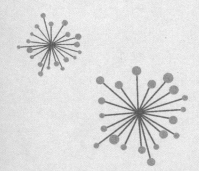

현재 다양한 연구를 통하여 치매 치료를 위한 노력이 이루어지고 있기는 하지만, 치매에 걸린 후 건강한 상태로 되돌려주는 치료약은 거의 없다고 할 수 있다. 이러한 상황에서 전문가들이 이구동성으로 권하는 것이 치매예방을 위한 실천이다. 관심이 있는 사람들이라면 이미 다양한 예방법에 관하여 들어 보았을 것이다. 많은 경우 뇌를 활성화시키는 프로그램들이지만 이외에도 운동이나 식생활 등도 간과할 수 없는 요소 가운데 하나이다. 이러한 치매예방과 관련해서 실천적 연구결과로서 높은 평가를 받고 있는 핀란드의 핑거연구를 간략하게 소개하고, 그 외의 개별적인 치매예방 활동들을 소개하겠다.

핑거연구(Finger Study; Finnish Geriatric Intervention Study to Prevent Cognitive Impairment and Disability)는 2009년부터 2011년까지 핀란드에서 실시된 '고령자의 생활습관 개입을 통한 인지기능장애 예방 연구'를 말한다.

이 연구는 건강한 고령자를 대상으로 실시되었기 때문에 경도인지장애 및 치매 고령자의 개선에 관해서는 관련성을 논할 수 없다. 하지만 일반인의 치매예방에 관해서는 인지기능에 관련한 확실한 개선을 보여 준 결과로 높이 평가받고 있다.

이 연구의 특징은 운동 혹은 음악요법이나 식사요법과 같은 어떤 하나의 방법이 아닌 다양한 방법을 복합적으로 일상생활에 반영하여 실천하면서 얻은 결과라는 점을 들 수 있다. 즉, 인지기능의 저하를 억제하기 위해서 일상생활 가운데 식사나 운동 등을 의식적으로 실천함으로써 얻은 결과를 보여 주고 있기에 시사하는 바가 큰 연구결과이다.

연구의 대상은 60세에서 77세까지로 1천 명이 넘는 대상자를 두 그룹으로 나누어 한 그룹을 '생활습관개선 그룹'으로 규정하여 식사요법, 운동, 뇌훈련, 혈압관리 등 다양한 프로그램을 2년에 걸쳐 실시하였다. 다른 그룹은 '대조군'으로 일반적인 건강에 관한 조언만을 정기적으로 제공하였다. 데이터는 이 프로그램을 시작하기 전과 실시 후, 1년 후 및 2년 후의 프로그램 종료 시에 인지기능검사를 실시하여 결과를 비교하였다.

생활습관개선 그룹에 균형 잡힌 식생활을 위해서 제공된 식사요법의 내용은 다음과 같다.

- 단백질은 하루에 섭취하는 총에너지의 10%에서 20%로 한다.

- 탄수화물은 하루에 섭취하는 총에너지의 45%에서 55%로 한다.
- 식물섬유를 하루에 25g에서 30g을 섭취한다.
- 염분은 하루에 5g 이하로 섭취한다.
- 알코올은 하루에 섭취하는 총에너지의 5%까지로 한다.
- 설탕은 하루에 50g까지만 섭취한다.
- 적어도 일주일에 1회 혹은 2회 생선을 먹는다.
- 채소 및 과일을 충분하게 섭취하고, 정제하지 않은 곡물, 저지방우유, 육류를 적극적으로 섭취한다.

이와 같은 계획적인 식사 관리와 함께 운동과 뇌훈련도 병행하였다. 프로그램은 각 개인의 체력 및 건강상태 등을 감안하여 무릎의 굴신 및 복근 그리고 등근육 등을 단련하는 근력운동을 일주일에 1회에서 3회 정도, 그리고 유산소운동을 주 2회에서 5회 실시하는 운동 프로그램이 마련되어 체육관에서 물리치료사의 지도 아래 실시되었다.

뇌훈련은 그룹별 및 개인별로 실시되었는데, 그룹 단위에서는 기억 및 인지기능의 연령에 의한 변화 및 일상생활에서의 대응방법 등을 학습하였다. 나아가서 컴퓨터를 사용하여 학습진도의 측정도 실시하였다. 개인별로는 에피소드 등의 회상,

실행기능 등의 인지기능을 훈련하기 위해서 만들어진 프로그램을 각자 컴퓨터를 사용하여 일주일에 3회, 1회당 10분에서 15분가량 실시하였다.

여기에 정기적으로 혈압 및 체중, BMI 등의 신체측정을 실시하여 비만의 예방이나 혈관리스크 관리도 병행하였다.

이 연구결과를 보면 두 그룹 모두 프로그램 실시 전보다 실시 후에 효과가 있었는데, 특히 '기억'에 관해서는 두 그룹 간 차이는 크지 않았다. 그러나 어떤 과제 및 목적을 달성하기 위하여 필요한 정보를 판단하여 계획을 세우고, 그 계획을 효율적으로 실행하여 목적을 달성하는 '실행기능' 및 어떤 사안에 대한 '처리속도'와 같은 항목에서는 생활습관개선 그룹이 대조 그룹보다 현저하게 향상된 것으로 나타났다.

또한 대조 그룹의 경우는 생활습관개선 그룹보다 인지기능 저하의 위험이 높게 나타났다. 이러한 결과는 생활습관을 다양한 측면에서 의식적으로 개선함으로써 인지기능의 저하를 효율적으로 억제할 수 있음을 보여 주고 있다고 할 수 있다.

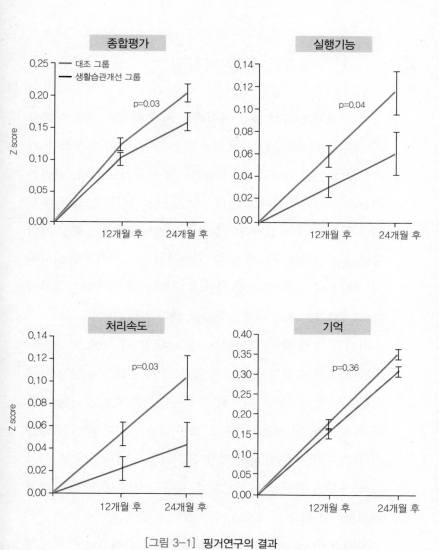

[그림 3-1] 핑거연구의 결과

출처: Ngandu T, et al., Lancet, 2015 Jun 6; 385(9984): 2255-2263, Fig.2를 한역

1. 치매예방을 위한 뇌훈련

뇌는 경험과 지식 등을 기억하고 시간과 장소 등을 인식하거나 계산을 하고, 읽고 쓰고 말하는 것뿐 아니라 선악을 판단하고 행동을 의식적·무의식적으로 행하게도 한다. 이러한 기능을 인지기능이라 하는데, 치매는 곧 이런 기능의 장애를 겪고 있는 상태를 말한다. 태어나서 20세까지 성장하던 뇌의 발달이 정지되고 나이가 듦에 따라 서서히 인지기능도 쇠퇴하기 시작한다. 예외적으로 사안에 대한 이해와 판단능력만큼은 80세까지는 저하되지 않는다고 한다.

이러한 뇌가 작용하는 데는 많은 에너지를 필요로 하기에 뇌가 기능하고 있는 동안에는 많은 혈액이 산소와 영양을 공급함으로써 뇌기능의 저하를 막을 수 있다. 역으로 뇌를 사용하지 않으면, 즉 작용시키지 않으면 혈류도 나빠져 뇌의 영양인 산소와 당이 운반되지 않아 인지기능도 저하된다. 인지기능의 저하는 치매로 이어지므로 치매의 예방 및 악화를 막기 위해서라도 뇌를 많이 사용하는 일이 중요하다.

체중의 2%에 지나지 않는 뇌이지만 이를 사용하기 위해서는 에너지가 신체의 20%를 필요로 한다. 즉, 뇌를 활용하기 위해서는 영양이 필요하다는 것이다. 당분의 과다 섭취가 문제시되는 요즘이지만 전혀 섭취하지 않는 것도 뇌를 위해서는 좋지 않다.

또한 각종 생활습관병으로 인하여 뇌혈관이 장애를 일으켜 치매가 되는 경우도 있으므로 가능한 균형 잡힌 식생활을 하는 것이 중요하다.

치매예방을 위한 뇌훈련에 도움이 되는 것으로 먼저 화투놀이나 장기, 바둑과 같은 상대방의 수를 읽는 게임은 고도의 인지기능이 필요하기에 뇌의 자극에 유용하다. 퍼즐을 맞추는 것도 효과가 있는 것으로 나타났다. 숫자에 관한 퍼즐도 좋으며, 퍼즐의 종류는 상관없고 연령에 맞는 것을 고르기를 권한다.

인지기능의 하나인 계산능력을 저하시키지 않기 위해서 쇼핑과 같이 일상생활 가운데 계산을 하거나, 간단한 덧셈과 뺄셈 문제를 풀도록 하는 것도 좋다.

신문의 짧은 칼럼 등을 베껴 쓰는 것과 같이 무엇인가를 보면서 쓰거나 소리 내어 읽는 일과 일기를 매일 쓰는 것도 뇌자극에 도움이 되므로 효과적이다.

여러 면에서 타인을 배려하고 적절하고 즐거운 타인과의 대화도 뇌에 자극이 된다. 필자는 70대 중반의 어르신이 하모니

카를 멋들어지게 연주하는 분을 알고 있다. 그분의 말처럼 기타나 피아노 등의 음악에 취미가 있다면 곡을 만들어 보는 것도 뇌에 좋은 자극이 될 것이다. 유사한 예로, 뜨개질이나 목공 등 경험이 없다 해도 새로 해 보는 것도 좋다. 이러한 동호회가 많이 있지만 그림을 그리고 시를 쓰고 외국어 회화나 컴퓨터를 배우는 등 경험이 없는 일에 대한 새로운 도전도 뇌의 자극에 유익할 것이다. 그러나 이러한 새로운 도전이 지나치게 부담이 되어 스트레스의 원인이 되어서는 안 될 것이다. 무엇보다 즐거운 마음으로, 즐기는 마음으로 임하는 것이 중요하다.

일본에서 치매 관련 각종 뇌활성화 프로그램을 고안하여 국제적으로도 관심을 받고 있는 뇌 과학자 가와시마 류타(川島隆太) 교수가 주창하는 뇌체조에 대해서 관심을 가져볼 만하다.

뇌체조란 뇌를 단련한다는 의미와 같은데, 뇌를 활성화시켜서 두뇌의 회전을 **빠르게** 하고 작업 영역을 넓혀 나가는데 유효하다는 과학적 결과에 근거하여 주장한다. 즉, 뇌의 회전을 빠르게 하기 위해서 숫자나 기호 등을 가능한 **빠르게** 처리(문장을 빠르게 읽거나 덧셈과 **뺄셈** 등을 **빠르게** 행한다)하고, 작업 영역을 확장하기 위해서 숫자나 문자 등의 기호를 일시적으로 기억하는 작업을 반복하도록 한다. 어떤 기호나 명칭 등 몇 가지를 일시적으로 기억시키고 그것을 순서대로 기억해 내거나 반대로 기억하여 말하게 하는 등의 작업을 통하여 뇌의 작업 영역이 확장된다는 것이다. 기억, 주의, 예측, 의사결정 및 판단 등 고도의 정신활동을 행하는 영역인 대뇌피질(전두엽을 포함하는 대뇌 전체의 표면에 퍼져 있는 신경세포가 모이는 단백질 층)의 한 영역인 전두전야를 활성화시키고 나서 속도와 기억을 단련시킴으로써 10세 이후에 줄어드는 것으로만 알려져 왔던 뇌의 체적, 자세하게는 전두전야의 증대를 기대할 수 있다는 연구결과가 있다.

2. 색칠하기와 치매예방

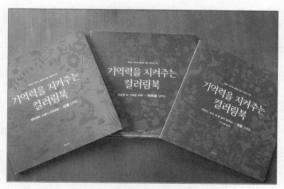

출처: 김영주 외(2018). 기억력을 지켜 주는 컬러링북.

그림 그리기 혹은 색칠하기의 인지기능과의 관련을 보면, 우선 밑그림을 보는 것만으로도 시각야가 있는 후두엽과 색채 및 형태의 기억이 보존되어 있는 측두엽을 사용하고 있으며, 어떤 색을 칠하고 어디부터 색칠을 해 나갈지를 생각하는 작업플랜을 세우고 있을 때는 전두엽에 있는 전두연합야가 기능을 한다. 실제로 색칠작업을 할 때는 전두엽의 운동야에 의해서 손의 움직임이 조절된다.

이러한 색칠하기가 뇌의 활동에 미치는 영향을 과학적으로 측정하여 그 효과를 입증한 일본의 오비린 대학교 의학부정신신경과 고가 요시히코(古賀良彦) 교수의 연구결과를 보면, 색칠하기가 뇌활동에 적지 않은 영향을 미치고 있음을 쉽게 알 수 있다. 즉, 뇌가 활동하는 상태에 있을 때 나오는 P300이라는 뇌파를 색칠하기 전후에 측정한 결과, 색칠하기를 시작하기 전에 비해서 색칠하기를 끝내고 나서 뇌의 보다 넓은 범위에서 P300 뇌파가 나타나는 것을 확인하였다.

또한 산소는 혈액 속에서 산화 헤모글로빈의 형태로 존재하고 있는 것에 착안하여 고가 요시히코 교수는 뇌혈류 중의 산화 헤모글로빈 농도를 측정하는 장치를 사용하여 색칠하고 있을 때 산화 헤모글로빈을 측정하였다. 뇌는 활발하게 활동하는 곳일수록 대량의 산소를 필요로 하는데, 이는 구체적으로 산화 헤모글로빈을 포함한 혈액이 모여드는 것을 의미한다.

고가 요시히코 교수는 뇌혈류 속 산화 헤모글로빈 농도를 측정하는 니얼스(NIRS)라 부르는 특수장치를 이용하여 측정한 결과, 색칠하기를 시작하고 나서 15초 뒤에 변화가 나타나기 시작해서 30초 뒤에는 산소를 많이 소비하는 부분, 즉 산화 헤모글로빈이 모여 있는 영역이 뇌에서 매우 많이 증가한 것을 확인하였다.

3. 치아 관리와 치매예방

씹는 행위가 뇌를 자극한다는 것은 이미 알려져 있다. 치아와 치아가 마주칠 때의 자극은 치근에 있는 치근막에서 뇌에 전달되며, 이 자극은 뇌의 감각 및 운동 또는 기억이나 사고, 의욕을 주관하는 부위의 활성화로 이어진다.

일본의 한 대학교에서 실시한 연구결과에 따르면, 건강한 고령자의 경우는 평균 14.9개의 치아가 남아 있었던 것에 비해 치매가 의심된 고령자는 9.4개의 치아만 남아 있어 명확한 차이가 나타났다.

또한 남아 있는 치아의 수가 적을수록 기억 및 학습능력에 관계하는 해마와 의지 및 사고의 기능을 관장하는 전두엽의 용적 등이 작아져 있는 것으로 밝혀졌다. 이 결과에서 알 수 있듯이 치아의 수가 줄어들수록 뇌가 자극받는 일이 감소된다는, 이른바 고령자의 치아 잔존수와 치매와의 관련성이 증명되었다. 이와 같은 치아와 치매 간의 관련성은 치아 수가 20개 이상 있는 사람보다 치아가 없고 틀니도 넣지 않은 사람이 치매에 걸릴 위험성이 거의 두 배에 가까운 1.9배로 높게 나타났다는 연구결과에서도 입증되고 있다.

치아가 없으면 씹지 못할 뿐만 아니라 치근막도 없어져 버려 뇌로 자극이 전달되지 않게 된다. 또 치아가 있다 하여도 별로 씹는 동작을 하지 않는다면 뇌의 자극은 줄어들게 된다. 즉, 뇌를 활성화시키기 위해서는 의도적으로 씹는 동작이 중요하다는 것을 알 수 있다.

씹는 동작과 치매와의 관련성을 밝힌 구체적인 연구의 예가 있다. 잘 씹는 쥐와 이가 없는 쥐를 비교 연구한 결과 이가 없는 쥐는 대뇌피질에 알츠하이머형 치매의 원인으로 여겨지는 베타아밀로이드 단백질이 침착되어 노인반이 다수 발생하고, 나아가 기억 및 학습능력의 세포수가 감소해 있는 것으로 판명되었다. 즉, 씹는 동작을 잘 못하게 되면 중추신경이 자극되는 일도 감소되고 알츠하이머형 치매를 유발시킬 확률이 높아진다는 것을 의미하는 결과이다.

틀니가 맞지 않은 사람 전원이 치매였다는 재미있는 보고가 말해 주듯 위아래의 치아가 잘 맞아 잘 씹어 줄 수 있는 것은 중요하다. 어금니를 깎아 내어 씹지 못하게 한 쥐의 이를 시멘트로 회복시켰더니 정상 쥐와 같은 정도까지 기억력이 회복되었다는 연구결과도 있다. 잘 씹을 수 있도록 손상된 치아를 치료함으로써 기억력의 회복 가능성이 높아진다는 결과이다.

알츠하이머형 치매인 사람의 입안을 조사해 보면 치아가 결손되어 오랫동안 잘 씹고 먹지 않은 것으로 보이는 사람이 많은데, 이는 치아가 없으면 치근막이 없어지기 때문에 자극이 뇌에 전달되지 않기 때문이다. 그러나 틀니나 임플란트 등의 치료를 받으면 일반 치아와 마찬가지 효과를 기대할 수 있다. 단, 아무리 치아가 많이 남아 있어도 잘 씹지 않으면 뇌를 자극하는 효과를 극대화할 수 없기 때문에 잘 씹는 일이 중요하다. 일상적인 식사 때뿐 아니라 시판용 및 치과용 껌 등을 씹는 것도 효과적이다.

치아가 결손되었을 때 임프란트를 시술받는 것이 경비 부담은 있지만 신체적 건강 및 치매예방에 도움이 될 것이다.

2018년 초, 일본의 국립장수의료연구센터와 나고야 시립대학교 등의 연구그룹에 의해서 치주병균의 독소가 뇌의 쓰레기를 늘려 치매증상을 악화시킨다는 구조를 밝혀내었다. 알츠하이머형 치매는 뇌의 신경세포 가운데 베타아밀로이드라는 단백질의 쓰레기가 축적되어 신경세포가 서서히 죽어 가는 것이 원인이다. 이 연구그룹은 실험에서 치주병이 있는 쥐가 기억을 관장하는 해마에서 베타아밀로이드 양의 증가와 인지기능이 저하되어 있다는 결과를 얻었다고 보고하고 있다. 즉, 치주병이 알츠하이머형 치매와 연관이 있음을 밝힘으로써 치주병 예방이 곧 알츠하이머형 치매의 예방에 도움이 된다는 것을 증명해 준 것이다.

4. 치매와 생활습관병

과식, 과음, 운동 부족, 흡연과 같은 현대인의 건강에 문제를 초래하는 생활습관은 당뇨병, 고혈압, 뇌졸중, 비만과 같은 생활습관병으로 일컬어지는 각종 질병의 원인이 된다. 고령자와 관련하여 이 같은 생활습관병은 치매와 직간접적으로 관련되는 것들이 있는데, 예를 들면 뇌의 혈관에 장애가 생기면 뇌혈관성 치매가 발병하게 되고, 생활습관 때문에 인슐린 분비가 저하되거나 인슐린에 대한 저항성이 나옴으로써 혈액 가운데 포도당을 완전하게 처리하지 못하게 되어 혈당치가 높은 채로 있게 되면 뇌혈관 및 뇌신경에 장애를 일으키기 쉬워진다.

당뇨병에는 1형 당뇨병과 2형 당뇨병이 있는데, 나쁜 생활습관 때문에 일어나는 2형 당뇨병은 혈액 가운데 중성지방 및 콜레스테롤이 많아져 혈관 내에 남아 있게 됨으로써 동맥경화를 일으키기 쉽다. 동맥경화에 걸리면 혈관이 좁아지기 때문에 혈액의 흐름이 나빠져서 혈관이 약해지거나 심질환 및 뇌경색, 뇌출혈 등을 일으키기 쉬워진다.

혈관이 크게 늘어난 상태가 지속되고 있음을 나타내는 고혈압은 이와 같은 상태가 지속됨으로써 혈관에 상처가 나서 동맥경화 등을 일으키기 쉽고 뇌졸중 등의 원인이 된다.

심장 가까운 혈관이 막히면 심근경색이 되고, 뇌에서 막히면 뇌경색이 되고, 뇌의 혈관이 약해져 있는 경우는 뇌출혈을 일으킬 경우도 있다. 뇌졸중이 되면 뇌세포가 상처를 입어 마비 및 언어장애가 남기 쉽다. 비만의 경우는 뇌에 보내는 산소량이 적어짐으로써 뇌에 장애를 일으키는 원인이 된다는 지적도 있다.

1985년 일본의 한 지방도시에서 수차례에 걸쳐 이루어진 조사에 의하면 고혈압인 사람들이 정상인들보다 뇌혈관성 치매에 걸릴 위험이 서너 배나 높다는 결과가 나왔다. 이렇듯 생활습관병은 뇌혈관성 장애를 일으키기 쉽고, 뇌혈관성 치매에 관계가 있다.

또한 2형 당뇨병은 혈관에 장애를 일으켜 알츠하이머형 치매가 될 위험이 매우 높으며, 이들은 혈당치가 정상치인 사람보다 네 배 이상 높은 것으로 나타났다.

이와 같이 생활습관병이 치매에 적지 않은 관계가 있는 것으로 나타나고 있으므로 일상생활 속에서 과음, 과식, 운동 부족 등으로 인한 생활습관병에 걸리지 않는 것이 치매예방과도 직간접적으로 관련이 있음을 의식할 필요가 있다.

일상생활에서 실질적으로 실천할 수 있는 것들이 많은데, 예를 들면 일상생활에 있어서 규칙적인 운동이 바람직하지만 그렇지 않은 경우에는 가능한 몸을 많이 움직여 주는 것이 좋다. 식후에 바로 누워서 생활하는 태도는 바람직하지 않으므로 가능한 몸을 움직이도록 의식하는 것이 좋다. 흡연은 동맥경화에 걸릴 위험성이 높을 뿐 아니라 그로 인한 치매의 위험도 비례한다는 것을 이해할 필요가 있다. 일상생활에서 스트레스를 받지 않도록 신경을 쓰고, 과음, 과식이나 수면 부족도 치매와 관계가 있는 것으로 밝혀져 있으므로 불면증이 되지 않도록 주의하는 것이 좋다.

과식에 주의하기 위해서 음식을 섭취할 때는 80% 정도의 포만감에서 멈추는 정도의 식사습관을 가진다거나, 단 음식을 과다하게 먹지 않음으로써 당뇨병을 예방하는 것이 중요하다. 육류를 많이 섭취하는 사람들은 나쁜 콜레스테롤(HDL)이 증가하기 쉬우므로 주의가 필요하며, 의식적으로 이 나쁜 콜레스테롤을 억제해 주는 해초 및 채소 그리고 과일 등을 균형 있게 섭취하는 식습관을 들이는 것이 좋다. 또한 염분의 섭취를 줄임으로써 고혈압을 줄이고, 알코올성 치매라는 것도 있으므로 과음하지 않도록 신경 쓸 필요가 있다.

이와 같이 생활습관병의 예방이 곧 치매예방과 직간접적으로 관련이 있음을 충분히 이해하고 일상생활에서 이들 위험요소를 의식하면서 주의하는 생활습관을 가지고 실천하는 지혜가 치매를 예방하는 중요한 요소라 하겠다.

또한 비만과 같은 생활습관병을 경시하는 경향이 있는데, 원인이 되는 생활습관을 개선하려는 노력도 하지 않고 치료도 하지 않는 사람들이 많다. 이러한 생활습관 때문에 암에 걸릴지도 모른다는 막연한 두려움은 가지면서도 치매에 걸릴지도 모른다고 생각하는 사람은 그리 많지 않은 것 같다. 일상생활에서 올바른 생활습관을 의식적으로 실천하려는 개개인의 의식 전환이 필요하다.

5. 유산소운동과 치매예방

인체는 산소를 공급받아야 그 생명을 유지하고 활동할 수 있다. 그러나 일상 호흡활동만으로는 그 양이 충분하지 못하므로 운동을 통해서 체내에 산소를 공급해 주어야 한다. 이때 운동을 하면 자연스럽게 호흡량이 증가되어 체내의 산소요구량을 충족시켜 주게 되어 각 세포로 영양분 공급을 원활하게 할 수 있는데, 이러한 운동을 유산소운동이라 한다. 유산소운동은 일반적으로 심장과 혈관을 튼튼하게 하고, 체지방 감량에 효과적인 것으로 알려져 있다.

현대인에게 체지방 연소에 의한 다이어트 효과로 많이 권장되는 유산소운동은 실제로 글리코겐과 지방을 에너지로 사용하기 때문에 체지방 감량에 도움이 되고, 심장과 폐의 기능을 좋게 하여 혈액순환과 호흡기능 향상에도 많은 효과를 얻게 해 주며, 체온을 상승시키는 작용을 해서 근육을 부드럽게 만들어 준다. 또한 운동을 통해서 배출하는 땀에 노폐물, 발암물질, 각종 중금속을 배출시킬 수 있는 것으로 나타나 성인병 인자의 원인 제거 및 예방에도 많은 효과가 있음이 과학적으로 증명되고 있다. 그뿐만 아니라 혈류를 촉진시킴으로써 뇌기능의 향상, 눈의 건강 유지, 심질환 예방, 우울증 예방에도 유효한 것으로 나타나고 있다.

일반인에게 적정한 운동시간 및 강도는 목표나 신체 상태에 따라 다소 차이가 있기는 하지만 말을 하면 그만큼 산소를 많이 사용하게 되기 때문에 누군가와 함께 대화를 하면서 걷는 것이 좋다.

이와 같이 치매예방을 위한 유산소운동은 기분 전환이 될 듯한 가벼운 운동부터 시작하는 것이 좋다. 밖에 나가 걷는 것은 주위의 경치 변화를 시각을 통하여 들어온 정보를 뇌가 판단하는 작용하는 효과도 기대할 수 있다. 유산소 기구 한 가지 당 5분 이상 10분 이내로 하는 것이 신체에 무리를 가하지 않고 효과를 거둘 수 있는 좋은 방법이다. 보통은 오랜 시간 동안 달리기를 하거나 걷는 것만이 살을 빼는 데 효과가 클 것이라는 생각을 가지고 운동을 한다. 그러나 운동의 효과는 어느 정도의 일정한 시간이 흐르게 되면 몸에 저항이 생겨서 에너지 소비율이 현저하게 떨어진다. 따라서 운동 시간에 비해서 비효율적인 운동이 된다. 좀 더 효과적인 운동을 하려면 운동의 강도나 속도에 변화를 주어 몸이 적응을 하기 어렵게 만들어 에너지 소비를 극대화하여야 한다. 초보자는 보통 최대심박수의 60~70% 정도, 숙련자나 경험자는 보통 70~85% 정도의 강도로 운동하는 것을 권장한다.

6. 근육 훈련과 치매예방

근육 훈련은 육체적인 건강의 유지뿐만 아니라 뇌훈련에도 관련된다. 인간이 육체를 움직일 때 명령을 내리고 있는 것이 뇌이고, 운동 후에 느끼는 근육통은 반대로 근육의 전기신호를 신경회로를 통하여 뇌에 보내는 것이다. 이렇듯 근육의 사용은 뇌의 신경전달을 부드럽게 해 준다. 65세가 넘으면 1년에 약 1% 위축되고, 그만큼 기능이 감소한다는 해마의 신경세포가 근육 훈련을 통하여 혈류가 촉진되어 새로 만들어지고 커졌다는 연구결과도 있다. 즉, 근육단련으로 뇌의 전달기능을 훈련하는 결과가 되어 해마 속의 신경세포를 항상 단련함으로써 치매예방으로 이어진다는 것이다.

7. 듀얼 테스크와 치매예방

듀얼 테스크(Dual Task)는 한 번에 두 가지 일을 동시에 행하는 것을 말한다. 필자는 2018년에 영국의 노년학회에 갔을 때 태블릿(tablet)을 가지고 이것을 실제로 실현해 보이는 프로그램을 보았다. 실제로 우리는 무의식적으로도 일상생활 가운데 이런 듀얼 테스크를 실천하고 있다. 집 안 청소를 하면서 텔레비전을 보는 것도 사실은 한 예라 할 수 있다. 한 가지 일에만 전념하지 않고 두 가지 일을 해내고 있는 것이다. 드라마를 보면서 그 내용을 기억하고 이해하고 생각하기도 하면서 또 한 가지의 일을 해내고 있는 것이다. 전문가가 권하는 듀얼 테스크는 좀 더 의식적인 것으로 뇌의 자극을 목적으로 하면서 운동도 하는 등의 두 가지 일을 권한다.

이러한 듀얼 테스크의 장점은 두 가지 일을 동시에 행함으로써 뇌의 혈류량을 증가시키게 되는 것이다. 혈류량의 증가가 중요한 이유는 혈류량이 적으면 뇌기능도 비례해서 저하되기 때문이다. 듀얼 테스크로 활성화되는 뇌의 부분은, 특히 뇌의 사령탑으로 부르는 전두엽인데, 이 전두엽은 운동기능과 사고를 관장하는 뇌의 최고 중추이다. 이 부위가 혈류 부족으로 제대로 기능하지 못하면 판단력의 저하가 뚜렷하게 나타난다. 이러한 듀얼 테스크를 의식적으로 실천하는 것이 뇌기능의 활성화 및 치매예방에 도움이 된다는 것을 항상 의식하면서 일상생활에 임하는 자세가 필요하다.

8. 음악요법과 치매예방

많은 사람은 일상생활에서 음악을 듣거나 노래를 부르거나 하면서 음악과 가까이 생활하고 있다. 근자에 와서 음악은 의료 및 복지 영역에서 치료라는 수단으로 확고한 위치를 확보하기에 이르렀다. 이러한 음악을 즐기는 방법에는 단지 흐르는 음악을 들음으로써 휴식과 안식을 얻는 수동적인 방법과 스스로 노래를 부르거나 악기를 연주하면서 즐기는 능동적인 방법이 있다. 최근에는 은퇴 후에 취미생활로 합창단에 속하여 노래를 하거나 개별적 혹은 그룹으로 악기를 연주하는 사람들이 늘고 있다.

이와 같이 음악을 연주하거나 들음으로써 얻는 일반적인 효과는 뇌의 혈류가 증가하고 뇌의 활동을 위하여 에너지 기원인 당이 운반되는 양도 늘게 된다. 이것은 곧 뇌의 활성화를 의미하여 인지증의 주변 증상에 있어서 행동 면에서는 배회, 폭언 및 폭력, 식행동의 이상, 수면장애, 자발성, 협조성 등이, 심리 면에 있어서는 불안, 흥분, 만성적인 침울함이나 우울, 무기력, 망상 및 환각 등의 증상 개선이 기대된다.

과거에 좋아했던 음악을 즐겨 듣거나 부름으로써 당시를 떠

올려 기억력이 개선되는 사례도 있다. 일본 국립연구기관의
조사결과에 따르면, 경도인지장애자들을 대상으로 매주 1회,
한 시간씩 음악요법을 8~10회 실시한 결과 기억력 및 주의력
이 개선되었다고 한다.

왜 음악이 인지증에 효과적인가 다시 한번 정리해 보면, 음
악이 가지는 특성과 관계가 있다. 음악은 리듬, 멜로디, 하모
니의 세 가지 요소로 구성되는데, 이 가운데 리듬이 인간의 몸
과 깊이 관계하고 있다.

사람의 자율신경계는 교감신경계와 부교감신경계로 나뉘
는데, 교감신경은 심장박동을 촉진시킨다. 이 교감신경이 흥
분하면 심장박동수가 증가하며, 근육의 세동맥은 확장되고 소
화관과 피부의 세동맥은 수축하여 혈압이 상승한다. 이를 통
해 피부나 위장관의 혈액이 뇌, 심장, 근육으로 집중된다. 음
악은 이와 같이 교감신경을 자극하는 효과가 있다.

또한 인지증 증상의 특징 중 하나인 장기기억의 개선에 도
움이 된다. 인지증에 걸리면 방금 전에 경험했던 일들을 잊어
버리는 단기기억의 장애가 많이 나타나는 것이 특징이다. 그
러나 음악은 옛날의 아름다운 추억과 같이 아련한 기억을 누
구나 경험하게 하는, 즉 장기기억을 되살려 주는 효과가 있다.

이러한 음악요법을 활용하기 위해서는 인지증 고령자의 인

지중 진행 정도 및 증상의 특징 등을 세심하게 관찰하고 파악하는 일이 선행되어야 한다. 그런 다음에 대상자의 상태 등을 종합적으로 판단한다. 특히 음악요법을 통하여 개선하고자 하는 증상 등 실현하고자 하는 목표를 설정하고 그를 위한 수단 및 순서를 생각한다. 이러한 사전 준비를 철저히 한 뒤에 실제로 음악요법을 대상자에게 적용한다. 현장에서 대상자와 실행하는 음악요법 활동을 세션이라고 부르는데, 음악요법을 실시할 때는 이러한 실질적인 활동(세션)을 비디오 및 노트에 기록하는 것이 좋다. 참고로 일본의 경우는 이러한 음악치료를 전

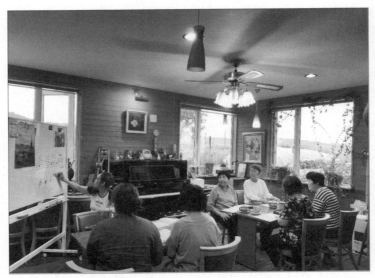

▲ 음악 관련 치매예방활동에 참여하는 일본의 노인들

문으로 하는 음악치료사가 다양한 영역에서 활동하고 있다.

9. 치매환자의 재활로서의 뇌훈련

치매 개선을 위한 뇌훈련으로 그림 그리기나 계산과 같이 혼자서 가능한 것도 있으나 가능하다면 가족이나 시설 직원과 함께 대화를 나누는 것이 효과적이라고 전문가는 권한다.

그림 색칠하기, 색종이 접기, 음악을 들으며 박자에 맞추어 손뼉을 치거나 몸을 움직이고 노래하는 것은 안정감을 준다. 또한 과거의 추억 등을 떠올리며 대화를 나누는 것은 뇌를 자극하고 정신적으로도 안정감을 주는 것으로 평가받고 있다. 사진 등의 자료가 있다면 이야기에 도움이 될 것이고, 자택에서 가족 또는 시설 등에서도 동년배의 사람들과 대화를 나누는 방법도 권장된다. 장기나 바둑은 물론 윷놀이 등 규칙을 알고 있으면서 여럿이서 즐겁게 할 수 있는 놀이는 상대방과 함께 서로를 자극하는 효과를 볼 수 있다.

과학적인 연구결과는 아직 확인하지는 못했지만 취미 삼아 흥미 본위로 외국어를 배우는 것도 뇌 자극에 도움이 될 것이다. 필자의 주변에는 10년 가까이 한국어를 배우는 일본의 고령자 그룹이 있는데, 이들 가운데는 한발 더 나아가 원어민과 젊은이들이 함께하는 영어회화 서클까지도 주체적으로 만들어서 적극적으로 임하기도 한다. 실제로 상당한 수준에까지 이르기도 하였는데, 무엇보다도 언어 자체의 습득이 목적이라기보다 그 과정을 통하여 뇌를 자극하고 좋은 분위기에서 뜻이 같은 사람들과 교류하는 것 자체에서 기분을 좋게 하는 효과를 보고 있다고 입을 모으고 있다. 도쿄 대학교의 연구에서 밝혀져 화제가 되고 있는 '타인과의 관계'가 어떤 요소보다 장수의 비결이라는 결과가 이와 같은 사실을 뒷받침하고 있다.

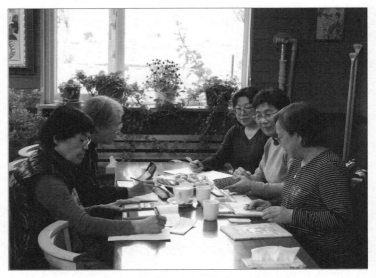

▲ 10여 년간 한국어를 배워 오고 있는 일본의 노인들

다음으로 일본에서 뇌훈련을 위한 비지니스 서비스로, 전세계 6천만 명이 이용한다는 루모시티(Lumosity)라는 뇌훈련 앱을 들 수 있다. 이것은 컴퓨터 및 스마트폰에서도 즐길 수 있다. 과학적으로 설계된 훈련도구로 뇌를 단련시켜 주는 것으로 알려져 있다. 기억력, 유연성, 처리속도, 주의력, 문제해결 능력 가운데 자신이 단련시키고 싶은 능력을 선택할 수 있는데, 자신이 주는 답에 따라 그 개인에 맞는 뇌훈련 프로그램을 생각해 준다. 무료로 선택할 수 있는 것은 세 가지이고, 그 이상 이용하려 할 때는 유료가 된다.

또한 일본의 데이서비스 등에서 도입하는 곳이 늘고 있는 방법으로 학습자와 지도자가 대화하면서 음독 및 계산문제를 푸는 것은 전두전야 기능의 유지와 개선을 도모하고 치매예방과 증상의 개선에 효과가 있다고 과학적으로 증명되었다. 문제는 한 사람 한 사람에 맞는, 지극히 간단하여 어려움 없이 줄줄 읽을 수 있고 풀 수 있는 것으로 주 5일 20분에서 30분 정도 행해진다. 이 서비스는 치매예방을 시작한 사람에게 의욕을 증진시키며, 건망증을 감소시키고, 치매증상 개선을 위해서 하고 있는 사람에게는 배회 및 피해망상 등의 문제행동이 감소하는 등의 효과를 보이고 있는 것으로 소개되고 있다.

10. 치매예방과 학습요법의 효과

인간이 건강한 신체를 유지하기 위해서는 규칙적인 운동습관, 균형 있는 식사습관, 충분한 휴식이 필요한 것과 마찬가지로 뇌의 건강을 유지하기 위해서도 뇌를 사용하는 습관, 균형 잡힌 식사, 충분한 휴식이 필요하다. 뇌를 사용하는 것이 치매예방에 절대적으로 필요하다는 것에는 이견이 없다. 최근 치매를 앓는 고령자가 급증하는 가운데 뇌를 사용하면 치매의 치료나 예방에 효과적인가에 대하여 많은 사람의 관심이 고조되고 있다. 청소년기에 즐겨 부르던 노래를 부르는 음악치료나 그림으로 나타내는 미술치료와 같은 회상법이나 책 등을 소리 내어 읽거나 간단한 숫자의 계산이 뇌의 활동을 자극하여 치매예방에 효과가 있음은 많은 연구에 의해서 밝혀지고 있다. 이러한 뇌의 자극방법과 학습요법은 치매예방과 어떤 관계가 있을까?

학습요법이란 소리 내어 문장을 읽는 음독과 계산을 중심으로 하는 교재를 사용하는 학습활동을 학습자와 지도자가 의사소통하면서 실행함으로써 학습자의 인지기능 및 의사소통기능, 일상자립기능 등 전두전야 기능의 유지 및 개선을 꾀하는 것이라고 정의하고 있다.

이렇듯 학습요법은 매일 학습을 실행함으로써 치매와 같은 고차 뇌기능장애를 가진 사람들의 뇌활동을 개선하려고 실천적으로 연구 개발되었고 그 효과가 입증됨으로써 사람들 사이에서 통용되고 있는 치매예방법의 하나이다. 이 방법은 약 20여 년 전부터 시험적으로 적용되어 실질적으로 많은 치매 고령자가 뇌기능의 개선에 효과를 보인 것으로 과학적으로도 그 효과가 입증되었다.

특히, 일본의 저명한 연구자가 계산훈련과 문장을 소리 내어 읽는 음독에 관한 효과를 입증함으로써 큰 관심을 불러일으키고 있다. 예를 들면, 간단한 계산이 다른 방법보다 뇌를 많이 쓰게 된다는 연구결과를 소개하고 있는데, 어려운 문제보다는 쉬운 문제를 술술 풀어 나가는 것이 뇌의 훈련에 효과가 있다는 것을 과학적으로 증명했다. 이러한 연구결과를 바탕으로 최근에는 일본뿐 아니라 미국 등에서도 실증적인 연구가 실시되고 있을 정도로 관심이 높아지고 있어 그 활용이 기대된다.

연구결과에 따르면 텔레비전을 보거나 멍하니 있을 때는 뇌의 각 부분이 그다지 기능하지 않는 것에 비해서, 간단한 계산을 빨리 풀고 있을 때나 물체를 보고 있을 때 기능하는 대뇌피질의 시각야, 대뇌 측두엽의 아래에 있으며 숫자의 의미가 저장되어 있는 하측두회(下側頭回), 언어의 의미를 이해할 때에 기능하는 웰니케야(웰니케野), 계산을 할 때에 기능하는 각회(角回)뿐 아니라, 뇌 가운데서도 모든 인간행동의 총사령부라고도 할 만큼 조절력이나 의욕과 같은 고도의 기능을 하는 전두엽의 전두전야가 좌우 뇌에서 기능하고 있음을 알 수 있다.

한편, 이 전두전야는 인간을 인간답게 하며 사고 및 창조성과 함께 반응 억제, 행동 전환, 계획, 추론 등의 인지 및 실행기능을 담당하는 뇌의 최고 중추로 생각되는 곳이다. 이 전두전야는 인간에게서 가장 잘 발달한 뇌 부위이면서, 뇌 부위 가운데 가장 늦게 성숙하는 곳이기도 하다. 그러면서 노화와 함께 가장 빨리 기능 저하가 일어나는 부위이기도 하다.

전두엽의 제어기능이 통제불능 상태에 빠지면 이성이 마비되어 문제를 일으키기 쉽다. 이때 전두전야의 조절능력을 키우는 데 결정적 역할을 하는 것이 '행복 호르몬'이라 부르며 최근 세간의 관심이 높아지고 있는 뇌 속의 신경전달물질인 세로토닌이다. 세로토닌은 주로 인간이 활동하고 있을 때 작용하는 교감신경과 자고 있을 때 작용하여 휴식효과를 가져오는 부교감신경을 조절하는 기능을 활성화시킴으로써 심적인 균형을 유지시켜 준다. 즉, 성욕이나 식욕과 같은 충동이나 공격성을 야기하는 도파민과 불안, 부정적 마음, 스트레스 등에 관계하는 노르아드레날린에 대해서 세로토닌은 이들을 적정 수준으로 유지하는 기능을 한다. 세로토닌의 부족은 스트레스 장애 및 우울, 수면장애 등의 원인이 될 수 있다.

폭력성과 충동성을 억제하기도 하며, 기억력과 집중력을 높이는 기능이 있는 세로토닌의 분비를 촉진시키는 방법으로 전문가들은 햇볕에 노출시키거나 댄스 및 조깅과 같은 리듬운동, 영양소 섭취 등을 통한 활성화를 권장하고 있다. 이처럼 감정 및 기분의 조절 등 정신적인 안정에 깊이 관여하는 세로토닌을 증가시키기 위해서 일상생활에서 실천하도록 전문가들이 권하는 사항을 정리하였다.

• 의도적인 감정 자극하기

일상생활 가운데 희로애락의 감정을 의도적으로 자극하면 세로토닌이 증가한다. 예를 들면, 다양한 사람과의 교류와 예술 및 문학작품 등을 자주 접하는 것도 효과적이다.

• 의도적인 햇볕 쬐기

햇볕을 쬐면 세로토닌의 분비가 활성화된다.

• 적당하게 운동하기

근육의 수축과 이완을 주기적으로 반복시켜 주는 걷기, 조깅, 사이클링, 수영 등과 같은 단조로우면서 장시간 계속할 수 있는 운동이 좋다.

• 충분한 수면 취하기

수면 부족이 계속되면 단순한 일에도 신경질적이 되거나 불쾌해하고 뇌의 기능도 떨어지게 된다. 세로토닌이 줄어들면 멜라토닌도 감소하기 때문에 밤에 잠들지 못하거나 잠이 들더라도 편안하게 수면을 취하지 못하는 등의 폐해가 생기므로 충분한 수면을 취하는 것이 좋다.

• 세로토닌을 활성화시켜 주는 음식 섭취하기

음식 섭취에 있어서는 현미밥이나 잡곡밥과 등 푸른 생선 또는 살코기와 해조류, 콩 등을 같이 섭취하도록 의식하면서, 견과류와 과일, 채소 및 우유나 치즈 같은 유제품을 간식으로 자주 섭취해 주는 것이 좋다.

세로토닌을 만드는 원료가 되는 필수 아미노산인 트립토판이 들어 있는 음식으로 계란, 치즈, 우유, 바나나, 두부, 닭고기 등을 들 수 있다. 그리고 모든 견과류의 씨앗은 트립토판이 함유되어 있다.

　뇌의 활성화와 우울증에 그 효과를 인정받고 있는 필수 지방산 오메가-3가 풍부하게 들어 있는 음식인 연어는 트립토판도 풍부하여 혈압을 낮춰 주고, 콜레스테롤의 균형 유지에도 도움이 된다. 이 외에도 고등어, 참치와 같은 등 푸른 생선의 섭취도 오메가-3가 많이 들어 있는 것으로 알려져 있다.

　또한 세로토닌이 풍부하게 함유된 과일로 파인애플을 들 수 있다. 파인애플은 소화 불량과 체내 염증의 제거에도 도움이 된다. 덧붙여서 세로토닌의 생성을 효과적으로 관여하는 영양소가 비타민B₆와 트립토판인데, 바나나는 이 두 가지를 모두 함유하고 있어 파인애플과 마찬가지로 식후의 디저트로 유용하다. 이 외에도 칼슘을 풍부하게 함유한 음식인 유제품, 해조류, 생선, 건새우, 조개, 콩, 두부 등과 마그네슘이 들어 있는 음식인 현미, 콩, 아몬드, 오징어, 미역, 새우, 굴 등과 비타민B₆가 들어 있는 음식인 고구마, 감자, 콩 등도 세로토닌에 유용한 음식으로 알려져 있다.

● 명상하기

　인간의 내면 깊은 곳으로 이끌어 주는 명상은 안정과 집중력을 제공해 주는 것뿐 아니라 치매예방과 다이어트에 이르기까지 여러 가지 효과가 과학적으로 증명되고 있다. 명상의 효과는 구글 및 페이스북 등 세계적인 기업 등이 연수에 활용하는 것으로도 입증되고 있는데, 예를 들면 이 기업들이 활용하고 있는 마음챙김 명상은 어떤 일에 관하여 비판이나 판단을 하지 않고 단지 있는 그대로 관찰하는 것, 즉 자신이 놓여 있는 상황 및 떠올리는 상황이나 감정을 배제하고 제3자적으로 보는 훈련이다. 이는 인지기능에 크게 관여하고 있는 해마 등에 영향을 미쳐 불안 및 스트레스를 경감시켜 주는 것으로 밝혀졌다. 명상을 행하는 방법은 여러 가지가 있으므로 자신에 맞는 방법을 택하는 것이 좋다.

치매와 관련한 학습요법의 효과에 관한 구체적인 연구결과를 하나 소개하겠다.

치매 상태에 있는 고령자에게 반년간의 학습요법에 참여군과 비참여군으로 나누어 효과를 두 가지의 뇌기능에 관하여 측정하였다. 그 결과, 학습요법을 실시한 그룹은 학습요법을 경험하지 않은 그룹에 비해 두 가지 검사, 즉 이해력 및 판단력 등의 인지능력을 간단한 수준에서 조사하는 MMSE 점수와 언어생성력, 행동제어 및 억제력 등의 전두엽 기능을 조사하는 FAB 점수가 뚜렷이 개선된 것으로 나타났다.

이러한 연구를 주도한 연구자는 과학적 연구결과에 근거하여 학습이 일상생활에 미치는 영향을 다음과 같이 정리하고 있다.

이유 없이 안절부절못하는 상황이 감소하는 등의 감정 조절이 가능해지며, 주의력과 판단력 그리고 공간의 인지능력이 높아질 수 있다. 새로운 일에 대한 흥미 및 의욕이 생기는 등 뇌훈련을 전력으로 행함으로써 기대할 수 있는 효과로 계산이나 기억과는 직접 관계가 없는 능력까지도 향상될 수 있다.

치매 걱정 없는 건강장수를 위한 실천법
-치매예방을 위한 실천적 기초지식-

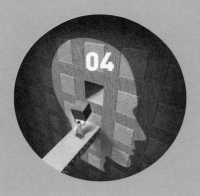

치매 고령자에 대한 대응

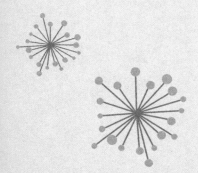

치매증상이 진행된 사람들은 일반인이 이해하기 어려운 언동을 하곤 한다. 치매 가운데 발병할 가능성이 높으며 기억장애를 일으키는 알츠하이머형 치매는 뇌의 부위 중에서도 기억을 관장하는 해마와 측두엽이 노화에 의해서 위축된 것이 원인이 된다. 기억하는 능력이 쇠퇴하면 우선 사람의 이름을 기억해 내지 못하거나 일상생활에서 사용하고 있던 안경이나 지팡이 같은 것을 놓았던 곳도 잊어버리는 중심 증상을 보인다. 그리고 점차 동거하는 가족의 이름이나 얼굴, 나아가 날짜 및 직전에 했던 식사조차도 기억하지 못하게 되는 경우도 있다. 증상이 더 심해지면 자식의 이름 및 손주들의 이름을 틀리는 일도 있으며, 외출하였다가 자택의 위치를 생각해 내지 못하고 방황하는 일도 발생한다.

이러한 일들이 생기면 가족도 당황하지만 사실은 본인이 가장 충격을 받게 된다는 것을 잊어서는 안 된다. 자신의 상황을 수용하지 못하고 폐쇄적이게 되거나 역으로 공격적으로 되는 경향도 있다. 치매에 걸린 사람들은 우선 심리적으로 불안한 상태에 있다는 사실을 주위 사람들은 염두에 두어야 한다.

고령자는 노화로 인하여 각종 신체·생리적 기능이 저하되어 있음을 염두에 두고 말을 걸기 전에 고령자의 시선에 맞는 자세를 취하고, 들리기 쉽도록 큰 소리로 귓전에서 말하는 것은 고령자와의 커뮤니케이션의 기본임을 잊어서는 안 된다.

또한 치매 고령자를 대할 때는 치매가 진행되어 기억력 등이 저하되었어도 수치심 및 자존심은 유지되고 있다는 것을 경시해서는 안 된다. 즉, 치매 고령자와 대화할 때는 본인의 발언에 대해서 부정하거나 책망해서는 안 된다는 것이 대원칙이라는 것을 염두에 둘 필요가 있다. 예를 들면, 양복을 변기에 던져 넣으려는 사람을 보았을 때 더럽다는 식의 지적보다는 세탁을 하려고 했다는 식의 대응을 보임으로써 치매 고령자 자신이 가족의 일원으로 인정받고 있음을 느끼고 소외감을 느끼지 않게 된다.

이렇듯 치매증상은 일상에서 경험하지 못한 이해하기 어려운 언행이 나타나기 때문에 특별하고 이상한 사람으로 보이고 대하게 되는 것이 특징이다. 실제로 치매증상을 보이는 사람들의 특징으로 쉽게 화를 내고, 공격적이 되기도 하며, 쉽게 절망감을 내보이고, 무력감을 보이는 경우가 많다. 이러한 특징을 보이는 사람들에 대한 충분한 이해를 가지고 접근하는 것이 필요하며, 그들의 인격을 부정하지 않는 것이 무엇보다 중요하다고 전문가는 강조하여 말한다. 치매 고령자를 대할 때의 적절한 태도나 자세가 몸에 배도록 주의를 요하는데, 스

웨덴의 브릿 루이스 아브라 함슨(Britt-Louise Abrahamsson)이 그의 저서에서 소개한 내용은 많은 도움이 될 것이다. 그 주요 내용을 정리하면 다음과 같다.

1. 평범하게 대화를 주고받으며, 치매 고령자의 이야기를 경청해 준다. 즉, 치매 고령자를 존중해 주고 있다는 분위기를 그들이 느끼게 해 주어야 한다는 것이다. 치매 고령자라 할지라도 상대방이 신중하게 들어주고 있는지, 그저 흘려 듣고 있는지를 알고 있음을 간과해서는 안 된다. 이런 대화 자세를 통하여 서로 간의 친분을 쌓는 것의 중요성을 이해할 필요가 있다.

2. 치매 고령자의 실수를 지적하거나 수정하지 않는다. 치매 고령자는 자신의 실수 등을 지적당하면 자신은 무능하고 아무것도 할 수 없는 쓸모없는 인간이라고 지적당한 것으로 쉽게 받아들이는 경향이 있다. 이렇듯 자신을 무가치한 존재로 인식해 버리면 치매증상을 오히려 악화시키게 된다. 이러한 일의 반복은 어떤 일을 시도하기보다는 포기하게 만들 수 있다. 주위 사람들은 수정하는 입장이 아니라 도와주는 입장에 있음을 잊어서는 안 된다. 필요로 하는 도움을 서두르지 않

고 여유 있게 제공하는 일이 치매 케어에 있어서는 매우 중요하다.

3. 치매 고령자의 기억력이 저하된 것을 화제로 삼지 않는다. 오래전의 일을 기억하는가를 확인하려 하기보다 최근에 행한 일을 말하도록 배려하며, 화제 가운데 명확한 기억을 보이는 내용을 중심으로 대화를 이끌어 나간다. 가능한 특정한 화제에서 이야기가 벗어나지 않도록 배려해 주는 것도 중요하다. 무엇보다 완전하게 기억에서 잊힌 혹은 기억해 내지 못하는 일을 기억하도록 강요하는 것은 치매 고령자를 불안정하게 하거나 화가 나게 할 수도 있고 슬픔에 빠지게 할 수도 있기 때문이다.

4. 치매 고령자를 감시하지 않는다. 감시와 보살핌을 혼동해서는 안 된다. 당연히 치매 고령자는 주의를 필요로 한다. 지나치게 감시하거나 붙어 다님으로써 자신의 자유를 침해받는다는 인상을 주지 않도록 배려할 필요가 있다는 의미이다. 관여할 필요가 있을 때는 부드러운 태도로, 답답해하는 인상을 주지 않도록 해야 한다. 치매 고령자의 인격이 침해받고 있다거나 차별받고 있다는 느낌을 받게 해서는 안 된다. 임기응변과

유연한 대처가 요구된다.

5. 케어 담당자 자신의 분노 등을 절대로 나타내서는 안 된다. 요양시설이나 병원 등에서 치매 고령자에게 서비스를 제공하는 사람들이 어떤 이유로든 분노를 느끼게 되어 참을 수 없을 것 같을 때는 동료와 바꾸어 근무하고 화가 진정될 때까지 그 자리를 떠나는 등의 노력이 필요하다. 케어 담당자 자신이 납득하지 못하거나 분노를 참지 못하여 치매 고령자에게 학대를 가하는 일이 적지 않게 사회 문제화되고 있음을 주지할 필요가 있다.

6. 치매 고령자의 행동에 대해서 이상하다고 지적하는 일은 절대로 해서는 안 된다. 치매 고령자가 부적절한 행동을 했을 때는 그것을 지적하지 말고 화제를 다른 것으로 돌린다. 대신에 치매 고령자가 할 수 있는 것을 찾아 주는 노력을 할 필요가 있다. 치매 고령자는 바로 직전에 했던 일도 잊어버리는 것이 특징이며, 그 때문에 본인도 주위 사람도 곤란을 겪는 것이라는 것을 항상 염두에 둘 필요가 있다. 이런 특징 때문에 치매 고령자는 자신의 잘못된 행동을 지적받으면 기분이 상하고, 타인에 대해서 시기하고 의심하게 될 수 있다.

7. 치매 고령자에게 직접 대화하도록 해야 하며, 당사자를 놔두고 타인에게 말해서는 안 된다. 치매 고령자 본인이 자신의 기분이나 마음, 요구를 말할 기회를 만든다. 즉, 기억력이 저하되어 있는 치매 고령자라 하더라도 감정적인 능력은 긴 시간 기능하고 있음을 잊어서는 안 된다. 치매 고령자가 자신의 감정이나 욕구 등을 스스로 표현할 수 있도록 기회를 제공함으로써 자신도 무리의 평범한 일원이라고 느끼게 해 주는 것이 중요하다. 기억력뿐 아니라 판단력과 이해력이 저하된 치매 고령자가 타인 앞에서 부끄러움을 느끼거나 당황하지 않도록 배려할 필요가 있다.

8. 치매 고령자가 곤란한 상황에 처하지 않도록 배려한다. 치매 고령자가 잘못한 것이 있을 때는 소리 없이 바로잡아 준다. 자신이 모르는 사람이나 자신보다 젊은 사람으로부터 도움을 받는 것을 부끄럽게 느낄지도 모르기 때문이다. 인내심과 존경의 마음으로 상대를 이해하도록 한다.

9. 치매 고령자에 관한 다양한 정보를 수집한다. 어떤 것을 좋아하고 어떤 취미가 있었는가 등 치매 고령자에 관한 다양한 정보를 수집함으로써 적절한 서비스를 제공하면 치매 고령자

자신이 존재감을 느끼며 자의식을 높일 수 있기 때문이다.

마찬가지로 치매 고령자가 싫어하는 것에 관한 정보도 중요하다. 왜냐하면 싫어하는 것들은 답답함이나 공격성 및 슬픔 그리고 불안감을 불러일으키는 요인이 될 수 있기 때문이다.

10. 일상생활적인 상식을 활용한다. 모든 일에 있어서 '나라면?'이라는 가정을 해 본다. 그리고 상대방의 입장에도 서 본다. 내가 제공하려 하는 서비스나 언행을 그 사람이 진심으로 좋아할지, 그 사람에게 진심으로 도움이 되는 일인지를 생각해 본다. 치매 고령자는 주위로부터 잘못을 지적받지 않아도 매일 낙담할 일을 충분히 경험하고 있다. 그러므로 신중하게 방향 전환을 꾀해야 한다. 그래서 그 사람의 생각이 다른 방향으로 향할 수 있는 방법을 찾아 주어야 한다.

11. 치매 고령자의 공격을 받아들인다. 치매 고령자와 언쟁을 피하고 그 사람이 말하고 싶은 것이 무엇이며, 어떤 의미가 있는지를 이해하도록 한다. 인내심 있게 대하고 자신의 감정을 억제하도록 한다. 치매 고령자에게도 화를 낼 권리가 있다는 이해가 필요하다. 치매 고령자라 하더라도 청력에 문제가 없는 사람도 적지 않으므로 거친 말투를 해서는 안 된다. 왜냐하면 귀는 잘

들리더라도 상황에 대한 이해를 잘할 수 없기 때문이다.

12. 치매에 걸린 사람이 사는 세계에 들어가 본다. 케어를 전문으로 하는 사람은 프로로서 당사자들의 감정을 받아들이고 정확하게 이해하도록 힘써야 한다. 만약 치매에 걸린 사람이 소년기, 청년기로 돌아가 있는 경우에는 그 시대에 맞추어 대응해야 한다. 그러나 그 사람에게 가능한 상처를 주지 않는 방법으로 현실세계로 불러오도록 노력해야 한다.

이와 같은 내용 외에도 치매증상을 보이는 사람들을 대할 때 주의하고 배려해야 할 내용들은 많이 있을 것이다. 무엇보다 치매에 걸린 한 사람 한 사람을 평범한 일반인과 마찬가지의 인격체로 대하는 마음과 태도가 모든 것의 기본이 되어야 함을 강조할 필요가 있다. 학문적으로 이러한 개념과 태도는 영국 브래드퍼드 대학교에서 심리학을 교육한 톰 키트우드(Tom Kitwood) 교수가 1980년대 치매에 걸린 사람들을 이해하기 위한 자세로 제창한 'Person Centered Care', 즉 '인간 중심의 케어'를 말하는 것이다. 사실 모든 질병이나 장애를 가진 약자를 대할 때 일반인 혹은 서비스 제공자가 이러한 자세로 임해야 함은 더 말할 나위가 없을 것이다.

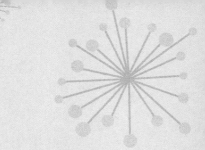

책을 마치며

100세 시대 건강장수의 비결 '면역력'

21세기에 우리는 좋든 싫든 100세 시대를 살아가고 있다. 글자 그대로 장수시대이다. 이런 시대에 일상생활에서 타인의 도움을 받지 않고 자립해서 오래 사는 '건강장수'는 만인의 관심사라 할 수 있다. 이러한 건강장수의 비결 혹은 열쇠로 '면역력', 특히 백혈구의 림프구계의 하나인 자연살생세포, 즉 NK세포(natural killer cell)의 활성화를 꼽는 데 주저하지 않는 전문가가 있다. 일본의 준텐도 대학교 의학부 오쿠무라 코우(奧村 康) 명예교수이다.

그렇다면 면역력에 결정적인 역할을 하는 자연살생세포를 많이 만들어 내기 위해서는 어떻게 하면 될까? 이미 많이 알려진 대로 만병의 원인인 스트레스를 의식적으로 최소화하려는 노력이 필요하다. 나아가서 가능한 많이 웃을수록 좋다는 것도 잘 알려져 있다.

필자가 어릴 적에 코미디 프로그램으로 많은 인기를 얻었던 〈웃으면 복이 와요〉가 자연스럽게 떠오른다. 당시에 그 프로그램 방영 시간만 되면 남녀노소 텔레비전 앞에 앉아서 박장대소하던 기억이 생생하다. 분명 그 시간만큼은 많은 사람이 스트레스나 긴장감을 잊어버리는 시간이었음에 틀림없다. 신기하게도 그저 웃어서 좋았던 것만이 아니었음을 과학적인 근거로 알게 됨으로써 수긍하게 된다. 그 프로그램이 왜 인기가 있었는지는 지금 이 시대에도 깊은 내용이 없음에도, 평범하지 않은 언행임에도 불구하고 그저 아무 생각 없이 시청자를 폭소하도록 만드는 프로그램들이 여전히 인기가 있는 이유와 마찬가지일 것이다.

면역력에 관련된 지식을 이미 알고 있는 독자도 많겠지만 간단히 적어 본다.

면역력이란 우리 인간의 체내에 본래 존재하지 않는 세균 및 바이러스와 같은 이물질을 물리치고 제거하려는 능력이라 할 수 있다. 이러한 면역력의 중심적인 역할을 담당하고 있는 것이 백혈구이며, 이 백혈구는 혈액 가운데 들어가 인체를 끝없이 돌아다니면서 이물질을 잡아먹거나 항체를 형성함으로써 감염에 저항하여 인체를 보호하는 역할을 한다.

백혈구를 크게 분류하면 세포질 안에 과립성 입자를 많이 가지고 있는 세포들인 과립구(granulocyte)계와 림프구(lymphocyte)계로 나뉜다. 과립구계 세포들은 주로 염증 반응에서 병원체(항원)가 있는 곳으로 유인되어 병원체를 제거하는 염증 반응에 대한 작용세포이며, 미생물이나 죽은 세포를 제거한다.

한편, NK세포는 B세포 및 T세포와 함께 림프구계에 속한다. 이 세포는 1차 선천면역세포(태어나면서 갖게 되는 비특이적 자연면역으로 1차 방어작용을 진행하며 특정의 병원체를 기억하지 않고 즉각 반응)로 혈액을 순환하다가 자신과 다른 단백질 구조를 가진 이물질, 바이러스, 암세포 등을 만나면 그 즉시 활동한다.

또한 NK세포가 명령어가 적혀 있는 단백질 물질인 다량의 사이토카인(cytokine)을 2차 후천면역세포인 T세포 및 B세포에 전달하여 공격 지원 요청을 보내면 T세포 및 B세포는 정보를 받아 인지하고 이상 세포에 대한 공격을 지원하는 구조이다.

NK세포와 T세포 및 B세포의 다른 점은 NK세포는 병원체(항원)에 대해서 기억하지 않고 즉각 반응하는 선천면역인 반면, T세포 및 B세포는 병원체(항원)에 정보를 전달받거나 학습과 교육을 통해 형성되는 후천면역이라는 점이다.

건강한 사람은 거의 과립구계가 60%, 림프구계가 40%의 비율로 균형을 유지하며, 이 균형이 깨어질 때 병에 걸린다고 할 수 있다.

간단히 정리해 보면, 이 NK세포는 태생적으로 암세포 및 바이러스 감염 세포 등을 발견하는 즉시 공격하는 림프구로, 우리 인간이 태어나면서 갖추고 있는 신체의 방어기구인 자연면역에 중요한 역할을 담당하는 것으로 주목받고 있다. 이 세포를 최대한 기능시키는 것이 '웃음, 폭소'라고 할 수 있다.

인간의 내장이나 혈관 등의 활동을 조정하고 체내의 환경을 정돈해 주는 신경을 자율신경이라 하는데, 이 자율신경은 불안이나 긴장한 상태에서 우위에 서는 교감신경과 안정된 상태에서 우위에 서는 부교감신경으로 나뉜다.

사람이 스트레스를 받으면 자율신경이 긴장하게 되고 앞에서 설명한 과립구가 많아지게 되는데, 과립구가 많아지면 감기, 구내염, 치주염, 궤양성 위염, 대장염, 돌발성 난청 등 염증을 동반하는 병에 걸리기 쉽다.

또한 NK세포를 포함하는 림프구계의 비율이 낮아짐으로써 이 세포들의 활동이 약해지는 결과 암에도 걸리기 쉬워진다.

책을 마치며

이 같은 사실에서 안정을 취하거나 최상의 행복을 느끼는 상태에서는 부교감신경이 압도적으로 우위에 서게 되어 피로가 풀리게 된다고 할 수 있다.

인체에 해로운 영향을 미치는 교감신경을 자극하는 요인은 불안, 공포, 분노, 슬픔, 긴장, 혹한, 폭서, 배고픔, 밤샘, 눈의 피로, 소음, 항암제, 스테로이드제, 소염 및 진통제 등 일상생활에서 적지 않다. 전문가는 성실한 사람일수록 남의 눈을 많이 의식하고, 많은 일을 떠안으며, 기분 전환이 쉽지 않고, 유머 감각이 부족하고, 융통성이 없다고 지적한다. 즉, 성실한 사람일수록 정신적인 스트레스를 받을 수 있는 요인이 많다는 것이다. 이런 성격이라면 자신의 건강을 위하여 변화를 생각해 보는 것도 좋을 것이다.

호르몬에 관해서 간단한 지식도 알고 있으면 유용하다.

호르몬은 이성으로 컨트롤할 수 있는 것이 아니라 감정에 의해서 지배받는 것이기에 어떤 호르몬이 분비되는가는 당사자가 어떤 기분(감정상황)에 있는가에 달려 있다. 개인적으로 높은 관심을 가지고 있는 호르몬이 아드레날린인데 이 아드레날린은 공포, 분노, 긴장상태에 있으면 분비된다. 앞에서 소개한 자율신경과 연관시켜 아드레날린과의 관계를 보면 날

카로운 성격에 쉽게 화내는 사람의 경우 교감신경이 항상 긴장상태에 있으므로 아드레날린계의 호르몬이 계속적으로 분비된다. 이것은 강력한 독성이 체내를 끊임없이 돌아다니는 것을 의미한다. 결과적으로 암세포나 바이러스를 퇴치해 주는 NK세포의 활성을 저해함으로써 그것들에 약점을 노출시키게 된다.

또한 교감신경의 긴장으로 인하여 소모된 체내의 에너지를 보충하고 긴장, 공포, 고통, 감염 등과 같은 스트레스에 맞서 스테로이드 호르몬의 하나인 코르티솔이 분비되는데, 흔히 이것을 '스트레스 호르몬'이라고도 부른다. 이 코르티솔(cortisol)은 혈당을 높이고, 면역 시스템을 저하시키며, 탄수화물, 단백질, 지방의 대사를 돕는 작용을 하는데 일시적으로는 면역력을 높여 준다. 하지만 스트레스가 너무 강하거나 긴 시간이 계속되면 과잉분비되어 혈당치가 불필요하게 높아진다. 결과적으로 당뇨병을 일으키기 쉬우며, 위를 지키는 점막이 줄어들어 위염 및 궤양을 야기시킬 수도 있고, 신진대사가 불균형해지고, 복부비만, 고지혈증 및 심혈관계 질환으로 이어질 수 있다. 즉, 면역력에 필요하기도 하지만 과다하게 분비되면 오히려 건강에 해롭기도 한 호르몬이라는 것이다.

암이나 치매를 멀리하고 싶다면 스트레스를 적게 받도록 힘

쓰며, 평소에 운동과 휴식 및 긍정적인 생각과 즐거운 대화를 많이 하라. 많이 웃어서 건강에 좋은 호르몬이 많이 분비되도록 힘쓰라. 치매 걱정 없는 건강장수를 기원하며……

참고문헌

권오길(2006). 인체기행. 서울: 지성사.

김영주, 박수정, 황경성(2018). 기억력을 지켜 주는 컬러링북. 서울: 학고재.

오병훈(2009). 치매의 행동 정신 증상 진단 및 관리, J Korean Med Assoc 2009; 52(11): 1048-1058.

용준환, 이용덕, 백윤웅, 노민희(2015). 해부학(2판). 서울: 정담미디어.

최성혜, 나덕렬, 이병화, 함동석, 정지향, 정용, 구은정, 하충건, 안성신 (2002). 한국판 Global Deterioration Scale의 타당도. 치매연구회, 대한신경과학회지. 20(6): 612-617.

Hughes, C. P., Berg, L., Danziger, W. L., Coben, L. A., & Martin, R. L. (1982). A new clinical scale for the staging of dementia. British Journal of Psychiatry 140, pp. 566-572.

Ngandu T, Lehtisalo J, Solomon A, Levälahti E, Ahtiluoto S, Antikainen R, Bäckman L, Hänninen T, Jula A, Laatikainen T, Lindström J, Mangialasche F, Paajanen T, Pajala S, Peltonen M, Rauramaa R, Stigsdotter-Neely A, Strandberg T, Tuomilehto J, Soininen H,

Kivipelto M. A 2 year multidomain intervention of diet, exercise, cognitive training, and vascular risk monitoring versus control to prevent cognitive decline in at-risk elderly people (FINGER): a randomised controlled trial. Lancet 2015;385:2255-2263. 6;385(9984):2255-2263. doi: 10.1016/S0140-6736(15)60461-5.

黄京性(2007). 図表で学ぶ高齢者福祉論,中央法規.
奥村康(2010). 不良長寿 のすすめ,宝島社新書.
齊藤洋(2018). 認知症はこうしたら治せる,ナショナル出版.
吉田勝明(2018). 認知症は接し方で100％変わる!,IDP出版.
松本一生(2016). 認知症ケアのストレス対処法,中央法規.
川島隆太(2015). 脳を鍛える大人の音読ドリル,単純計算60日,くもん出版.
川島隆太(2018). 認知症の脳もよみがえる頭の体操,アチーブメント出版.
繁田雅弘監修竹原恵子編著(2014). 認知症の脳活性化プログラム・レシピ,中央法規.
岡部多加志, 小林俊恵(2006). アルツハイマー型認知症の音楽療法,バイオメカニズム学会誌, Vol. 30, No. 2.
中根一(2018). 脳神経外科医が知っておくべき認知症の知識とマネジメント, 脳外誌, 27巻 8号, 574-580.
本間昭編(2009). 認知症の理解,ミネルヴァ書房.
ブリット＝ルイーズ・アブラハムソン(ハンソン友子訳, 天野マキ監修)(2006). スウェーデンの認知症高齢者と介護,ノルディック出版.
EDGE編集部(2015).クスリに殺される病院の認知症・高齢者治療 –笑顔で死ねる家庭の認知症・高齢者治療–, 双葉社.
U-CANの認知症介護マニュアルユーキャン学び出版 認知症介護研究会編 人を菊地雅洋著(2011).人を語らずして介護を語るな masaの介護福祉情報裏板:ヒューマン・ヘルスケア・システム発行.
矢富直美(2004). 痴呆予備群・軽度痴呆の早期発見のための調査結果平成15年度痴呆予防対策事業報告書,福島県保健福祉部.

米山公啓(2010). 認知症は予防できる, ちくま新書.

鳥羽 研二(2009). 認知症の安心生活読本(名医の図解), 主婦と生活社.

瀧靖之(2015). 生涯健康脳, ソレイユ出版.

池田学(2009). 高次脳機能研究, 29, 222-228.

https://www.alzheimers.org.uk/about-dementia/types-dementia/what-dementia

https://www.alz.org/alzheimers-dementia/what-is-dementia

https://www.nia.nih.gov/health/video-how-alzheimers-changes-brain?utm_source=ADvideo&utm_medium=web&utm_campaign=rightrail

https://www.nia.nih.gov/health/what-dementia-symptoms-types-and-diagnosis

https://www.tyojyu.or.jp/net/byouki/rounensei/adl.html

https://www.jpn-geriat-soc.or.jp/tool/tool_03.html

http://www.ninchisho.jp/bacic/01.html

https://info.ninchisho.net/mci/k10#id5

https://www.google.co.jp/search?q=%E6%B5%B7%E9%A6%AC&tbm=isch&tbo=u&source=univ&sa=X&ved=0ahUKEwiKj4X0qeLYAhVHhrwKHUhaDn4QsAQIWw&biw=1280&bih=605#imgrc=gM4PmtYfZgw-RM:&spf=1516306551153

https://www.nichibun.co.jp/kensa/detail/mmse_j.html

https://www.sagasix.jp/column/dementia/ninchi-kensa/

http://www.wakayama-med.ac.jp/med/dementia/ninchisyou/index.html

https://info.ninchisho.net/type/t30

http://sodan.e-65.net/basic/ninchisho/

http://www.minnanokaigo.com/guide/dementia/

http://gq112177.tistory.com/5

http://www.silverweb.or.kr/load.v2.asp?subPage=610

http://www.alzza.or.kr/sub/dementia/sub_01.asp

https://www.sagasix.jp/column/dementia/kaizen/

http://www.wakayama-med.ac.jp/med/dementia/ninchisyou/index.html

http://cafe.daum.net/ockq10cafe/6hYd/263?q=%C0%CE%C1%F6%C1%F5%C0%C7%20%C1%BE%B7%F9

http://dementia.umin.jp/link4-2.html

https://tip.daum.net/question/70096159?q=%EC%84%B8%EB%A1%9C%ED%86%A0%EB%8B%8C+%EC%9D%8C%EC%8B%9D

http://www.inamura-clinic.com/knowledge/knowledge_anatomy.html

https://ja.wikipedia.org/wiki/%E6%B5%B7%E9%A6%AC_(%E8%84%B3)

http://cafe.daum.net/daum1000/1XIP/13424?q=%ED%95%B4%EB%A7%88

https://jisin.jp/life/health/1723726/

https://info.ninchisho.net/archives/26672#id1

https://prtimes.jp/main/html/rd/p/000000002.000000340.html

https://thl.fi/en/web/thlfi-en/research-and-expertwork/projects-and-programmes/finger-research-project

https://www.thelancet.com/journals/lancet/article/PIIS0140-6736(15)60461-5/fulltext

https://www.lab.toho-u.ac.jp/med/omori/kensa/column/column20141027.html

https://heisei-ikai.or.jp/column/serotonin/

https://s-office-k.com/psychologicaltest/wais

http://blog.naver.com/PostView.nhn?blogId=icmcseoul&logNo=221652027127

찾아보기

저자 소개

황경성(Kyung Sung Hwang)

원광대학교를 졸업한 후, 도쿄대학교(東京大学校) 대학원 의학계연구과 보건사회학교실 카와타치에코(川田智惠子) 교수의 지도로 보건학 석·박사 학위를 취득하였다. 영국의 런던대학교 킹스컬리지(King's College of London) 노년학(gerontology) 연구실에서 객원교수 등을 역임하였고, 현재는 일본 나요로시립대학(名寄市立大学) 보건복지학부 사회복지학과 교수로 재직 중이며, 홋카이도 관광홍보대사로도 활동 중이다.

『図表で学ぶ高齢者福祉論』(일본, 中央法規), 『노인대국 일본의 고령자 보건복지제도와 정책』(범우), 『일본의 고령자 보건복지』(학지사), 『기억력을 지켜 주는 컬러링북』(공저, 학고재) 등 일본 및 한국에서의 고령자 복지에 관한 저술과 함께 번역서 『낙선재의 마지막 여인』(동아일보사), 『질적 연구의 이론과 실제(Qualitative Research Practice-Second Edition)』(공역, 학지사메디컬) 그리고 『여성동아』, 『주간동아』, 『신동아』 등에 칼럼 등을 연재하며 일본 사회의 이슈를 들려주고 있다.

치매 걱정 없는
건강장수를 위한 실천법
-치매예방을 위한 실천적 기초지식-
Fundamental Knowledge for Practice
-The Understanding and Prevention of Dementia-

2020년 7월 25일 1판 1쇄 인쇄
2020년 7월 30일 1판 1쇄 발행

지은이 • 황경성
펴낸이 • 김진환
펴낸곳 • ㈜ 학지사
       04031 서울특별시 마포구 양화로 15길 20 마인드월드빌딩
대표전화 • 02-330-5114   팩스 • 02-324-2345
등록번호 • 제313-2006-000265호

홈페이지 • http://www.hakjisa.co.kr
페이스북 • https://www.facebook.com/hakjisa

ISBN 978-89-997-2116-8 03510

정가 12,000원

이 도서의 국립중앙도서관 출판시도서목록(CIP)은 서지정보유통지
원시스템 홈페이지(http://seoji.nl.go.kr)와 국가자료공동목록시스템
(http://www.nl.go.kr/kolisnet)에서 이용하실 수 있습니다.
(CIP 제어번호: CIP2020020404)

출판 · 교육 · 미디어기업 학지사
간호보건의학출판 학지사메디컬 www.hakjisamd.co.kr
심리검사연구소 인싸이트 www.inpsyt.co.kr
학술논문서비스 뉴논문 www.newnonmun.com
원격교육연수원 카운피아 www.counpia.com